DIE BIOCHEMIE DES KARZINOMS

VON

DR. GISA KAMINER

ADJUNKT DER KARZINOMSTATION DER RUDOLFSTIFTUNG IN WIEN

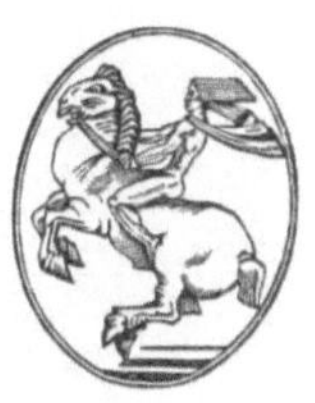

WIEN

VERLAG VON JULIUS SPRINGER

1926

ISBN-13: 978-3-7091-9638-0   e-ISBN-13: 978-3-7091-9885-8
DOI: 10.1007/978-3-7091-9885-8

Inhaltsverzeichnis

Inhaltsverzeichnis   V

S. III, Zeile 22: lies Heterolyse statt Hyterolyse
S. 34, Zeile 6: lies Darmsäure statt Daunsäure
S. 42, Zeile 19: lies Meiostagmin statt Meiostagenin

Erstes Kapitel

Chemie der Tumoren

Allgemeines

Schon im 19. Jahrhundert, als die Chemie erst im Beginn ihrer Entwicklung war, versuchte man durch chemische Untersuchungen die Krebskrankheit zu erforschen. Man hoffte im Krebsgewebe selbst, das sich in seiner Wachstumtendenz so sehr von allen anderen Zellgeweben unterscheidet, kardinale chemische Unterschiede gegenüber den übrigen Körperzellen zu finden und durch chemische Erkenntnisse dem Verständnisse dieses furchtbaren Leidens näherzukommen.

Schon im Jahre 1836 forschte Johannes Müller nach der chemischen Zusammensetzung spezifischer Substanzen im Karzinomgewebe. Er berichtet erstens über einen eiweißartigen Körper, der selbst bei langem Kochen ungelöst blieb, zweitens über einen Käsestoff — nach heutiger Nomenklatur wohl „Proteid" — der nach 18stündigem Kochen durch Essigsäure aus dem Filtrat fällbar war, und drittens über eine Gallerte, aus der er eine dem Speichelstoff verwandte Substanz extrahieren konnte, die er „Collonema" nannte. Zwei Jahre später entdeckte Güterbock das „Pyin" im Karzinomgewebe. Mit Pyin bezeichnet Güterbock einen Käsestoff, den er für eine Entwicklungsstufe des Proteins hält. 1840 bringt uns Lobstein die ersten Versuche quantitativer chemischer Untersuchung des Krebsgewebes. Er gibt folgende Untersuchungsergebnisse an: Albumin 2, Gelatin 20, Fibrin 20, Malieu grasse et fluide 10 und Eau 20 grains.

Bruch und Wiggers fanden ein phosphorhaltiges Fett, das sie als spezifisch für das Karzinomgewebe ansahen, außerdem bekämpften sie die Spezifität des „Krebsin", eines kurz vorher von Engel gefundenen, nicht näher definierten, doch von diesem Autor als für das Karzinom spezifisch bezeichneten Stoffes.

Etwas eingehendere Untersuchungen lieferte Franz Schuh. Erstens berichtet Schuh über die Untersuchung eines Cancer melanodes. Er findet in ihm „Faserstoff", Blut, dreierlei Arten von Fett, viel phosphorsauren Kalk. Zweitens fand Schuh bei der Untersuchung eines hyalinen Karzinoms folgende Zusammensetzung: Kollagen 11,75%, Wasser 71,2%, festes Protein 0,92%, Fett 5,08%, Asche 3,6%, flüssiges Albumin 5,1%.

Führer bediente sich der Salpetersäure als Reagens. Er unterscheidet dreierlei Blasteme nach ihrem chemischen Verhalten der Salpetersäure gegenüber.

Diese Bestrebungen der Vierzigerjahre des vorigen Jahrhunderts, durch chemische Untersuchungen dem Karzinomproblem näherzukommen, wurden durch den Einfluß der Zellularpathologie, der Lehre von Virchow: „omnis cellula e cellula", im Keime erstickt, und wir finden jahrzehntelang keine nennenswerte chemische Arbeit über Karzinom.

Erst im Jahre 1887 untersuchte E. Freund Tumorgewebe eingehender. Seine Untersuchungen erstreckten sich auf Eiweiß, Leim, Kohlehydrate, Salze und Wasser, sowohl des Tumor- als des Muttergewebes.

Da seine Befunde, die lange Zeit wenig beachtet blieben, besonders die Kohlehydratgehalt-Anomalien, in neuerer Zeit durch eine Reihe von Autoren wiederum in den Vordergrund des Interesses gestellt wurden, sollen in nachstehender Tabelle die Resultate aus der Originalarbeit wiedergegeben werden.

Tabelle 1

	Leber		Mamma		Muskel		Lymphdrüsen	
	normal	karzinomatös	normal	karzinomatös	normal	karzinomatös	sarkomatös	karzinomatös
	Prozente							
Albumen	10 bis 12	5 bis 6	14 bis 15	5 bis 7	1,34	0,2	6,5 bis 8,4	7
Kohlehydrate .	0,03 bis 0,1	2,2 bis 3,5	0,07 bis 0,1	1,2 bis 1,5	0,16	0,6	0 bis 0,8	1,5
Fett	3 bis 3,5	3	—	—	1.76	0,8	3,3 bis 3,5	3
Pepton	—	—	—	—	Spuren	—	1,2 bis 2	Spuren

Wie aus der vorstehenden Tabelle hervorgeht, findet Freund einerseits sowohl einen Unterschied in der chemischen Zusammensetzung der malignen Tumoren dem Muttergewebe gegenüber, als auch anderseits einen Unterschied in der Zusammensetzung des Karzinoms und des Sarkoms.

Im Karzinomgewebe findet dieser Autor ein Plus an Kohlehydraten derart, daß dieselben bis auf das 20- bis 30fache des Gehaltes des entsprechenden Normalgewebes ansteigen, dagegen ein Minus an Eiweißkörpern.

Im Sarkomgewebe findet er einen dem normalen Gewebe annähernd gleichen Kohlehydratgehalt, dafür eine Steigerung des Peptongehaltes bis nahezu 30% des Albumingehaltes.

Es wurden in dieser Untersuchungsreihe 60 Gewebsstücke nach den damals zur Verfügung stehenden Methoden Hoppe Seylers und Land-

wehrs untersucht. Freund erklärte schon damals, diese „Kohle-
hydratvermehrung „im Karzinomgewebe" (die er auch (siehe S. 5)
im Blute Karzinomkranker gefunden hat) „als eine auffallende und
spezifische Veränderung des Kohlehydratstoffwechsels des
karzinomatösen Organismus".

Während die Freundschen Analysen sich mit der Gesamtzusammen-
setzung des Tumorgewebes beschäftigen, finden wir in der Folgezeit
parallel mit dem Auffinden neuer chemischer Methoden gewöhnlich Untersuchungen, die sich auf einzelne bestimmte Stoffe beschränken.

Stoffe aus dem Gebiete der organischen Chemie

a) Die Eiweißkörper

Schon von alters her taucht immer wieder die Vermutung auf, daß
Krebseiweiß etwas vom Körpereiweiß auch chemisch Verschiedenes sei,
da die Krebszellen sich von den normalen Organzellen sowohl durch die
Form als durch die Wachstumtendenz unterscheiden. Von diesem Ge-
danken ausgehend, wandten sich nun viele Krebsforscher dem chemischen
Studium des „Krebseiweiß" und dessen Abbauprodukten zu.

Sie suchten nach Anomalien in der chemischen Natur der Eiweiß-
stoffe der Tumoren; sie untersuchten das Verhältnis der einzelnen Eiweiß-
stoffe zueinander, sie erforschten die Abbauprodukte der Karzinom-
eiweißkörper bis zu den Aminosäuren. Sie suchten nach einem Mangel
normaler Eiweißkörper im Krebsgewebe.

Ferdinand Blumental und Hans Wolf finden, daß Tumoreiweiß
in einzelnen Fällen von Pepsin, aber nicht von Trypsin angreifbar ist.

Erich Ascher kam bei der Analyse des Krebseiweißes zu folgendem
Resultat: Gesamt N 14,13%, Amid N 0,54%, Monamid N 9,07% und
Diamid N 5,06%. Bei der Spaltung fand er: Tyrosin 1,3%, Leucin
17,0%, Glutaminsäure zirka 1,0% und Glykokoll 4,92%.

Über das Verhältnis von Albumin zu Globulin berichtet Hans Wolf
1905. Er gibt an, im Preßsaft karzinomatöser Organe — in sehr vielen
Fällen — die Menge des Albumins im Verhältnis zur Menge des Globulins
vermehrt gefunden zu haben. In einer weiteren Untersuchungsreihe bestätigt Wolf die obige Angabe und gibt weiters genau zahlenmäßig das
Verhältnis des Albumins zum Globulin an. Beim karzinomatösen Gesammteiweiß findet er den Quotienten Albumin : Globulin = 2,23 bis 3,07,
dagegen beim normalen Gesammteiweiß 0,8 bis 1,15.

Ferner findet dieser Autor (wie schon Freund im Jahre 1886 angegeben hat) Albumosen und Peptone nie im Karzinomgewebe, äußerst selten
Aminosäuren. In einem Falle findet er in einem Karzinomödem Leucin
und eine Aminosäure mit 8 C. Wolf findet auch in drei unter 26 untersuchten Fällen einen eigentümlichen Eiweißkörper, der bei 97 bis 100°
koagulierbar ist, dessen Aussalzbarkeit dem des Serumalbumins entspricht
und der 35,6% Glutaminsäure und spärlich Diaminosäure enthält.

Tadasu Seirika untersuchte die Abbauprodukte des „Krebseiweiß". Nach Entfernung des Fettes aus den Geweben und Kochen mit 5%iger Schwefelsäure fand er (Methode Krüger-Schmidt) bei einem Ausgangsmaterial von 572 gr.: 0,41 gr. Harnsäure, 0,19 gr. Adenin, 0,019 gr. Hypoxanthin, Spuren von Guanin und Xanthin, ferner 0,019% Gesamtkreatinin und konnte somit die Purinbasen nur in ganz geringer Menge in den Krebsgeschwülsten nachweisen.

Abderhalden und Florentini Medigreceanu beschäftigten sich mit den Aminosäuren der Tumoren eingehender. Sie bestimmten in einer Anzahl verschiedener Tumoren drei Aminosäuren: Tyrosin, Glutamin, Glykokoll. Sie untersuchten drei Karzinome aus Lebern von Kühen (1, 2, 3), Karzinom und Mamma einer Maus (4), ein Sarkom einer Ratte (5). Auf den Eiweißgehalt der Tumoren in Prozenten berechnet kamen sie zu folgendem Resultat:

Tabelle 2

	1	2	3	4	5
Tyrosin . . ·	2,05	2,15	1,95	1,75	2,0
Glutamin	12,0	11,2	12,8	12,5	11,5
Glykokoll	1,8	1,5	2,2	1,8	2,0

Auffallende Unterschiede in der Zusammensetzung (Tyrosin, Glutamin, Glykokoll) zeigten sich demnach nicht.

W. Cramer und Harrold Pringle berichten über die Verteilung stickstoffhaltiger Substanzen in Tumoren und somatischen Geweben. Als Untersuchungsmaterial dienen ihnen Mäuse- und Rattentumoren. Es wurde der gesamte Stickstoff und der Gehalt des in koagulabler und in nichtkoagulabler Form vorhandenen Stickstoffes bestimmt, und zwar in Herz, Muskel, Leber und Nieren von karzinomatösen und normalen Ratten. Sie fanden einen geringeren Gesamtstickstoffgehalt in den Tumoren als in den Organen. Der Prozentgehalt des in koagulabler Form vorhandenen Stickstoffes war stets geringer, als der des in nicht koagulabler Form vorhandenen und etwas größer als im normalen Gewebe; eine Angabe, die Chisolen teilweise für das menschliche Karzinom bestätigte. Dieser Autor fand eine Verminderung des Stickstoffgehaltes maligner Tumoren im Verhältnis zum Stickstoffgehalt anderer Körpergewebe, mit Ausnahme der Niere.

Jack Cecil Drummond findet, daß die Eiweißkörper der Tumoren reicher an Diaminosäuren sind, als die Eiweißkörper anderer Körpergewebe.

Schließlich fand Fasal den Tryptophangehalt maligner Tumoren erhöht (Ca 1,6 bis 1,7%; normal 0,5 bis 1%). Peter Bergell und Th. Dorpinghaus finden einen hohen Gehalt an Alanin, Glutamin, Asparagin und Phenylamin (je 5 bis 10%), eine starke Vermehrung der Diaminosäuren, eine starke Verminderung des Leucin maligner Tumoren; Kocher zweimal mehr Hexonbasen in malignen Tumoren als im normalen Gewebe.

Auch die einzelnen Eiweißkörper wurden der näheren Untersuchung unterzogen. Nachdem Petry im Laboratorium Freunds schon im Jahre 1899 gefunden hatte, daß das Nucleoproteid im Karzinomgewebe vermehrt ist (er findet 20% mehr Nucleoproteid im Karzinomgewebe als im gleichartigen normalen), fand Adolf Oswald 1916 in der Globulin- wie auch in der Albuminfraktion des Karzinomgewebes ein Nucleoproteid, das teilweise durch verdünnte Essigsäure fällbar, aber bei Neutralisation nicht fällbar ist.

Schon Beebe fand eine große Anzahl primärer und metastatischer Geschwülste nucleohistonfrei, doch mit der Einschränkung, daß Metastasen, soferne sie in Lymphknoten saßen, histonhältig waren, selbst in jenen Fällen, in denen der primäre Tumor histonfrei war. Er stellte das Histon durch Fällung des wässerigen Tumorextraktes mit Calciumchlorid und wiederholter Umfällung des in verdünnter Kochsalzlösung gelösten Niederschlages mittelst Calciumchlorid dar.

Durch Auskochen mit Wasser und folgender Fällung mit Essigsäure isoliert Beebe ein Nucleoproteid von der Zusammensetzung: $C = 44,2$, $H = 6,32$, $N = 17,08$, $P = 3,97$, $S = 0,58\%$.

Auch Gröbly findet 1921 im Karzinomgewebe einen gegenüber der Norm vermehrten Nucleoproteidgehalt.

Diese Befunde des vermehrten Nucleoproteidgehaltes im Karzinomgewebe reihen sich an die Befunde von Wolter, Oswald und Bang an. Wolter findet in einer karzinomatösen Lebermetastase den Proteidphosphor um 7% gegenüber der Norm vermehrt, Oswald ein ungerinnbares Nucleoproteid in einem Leberkarzinom, Bang ein Nucleohiston in karzinomatösen Lymphdrüsen.

Im Anschluß an die Eiweißkörper sei noch hier ein Befund erwähnt. P. H. Lewenne berichtet, daß das Mucoid, das er aus Karzinomgewebe darstellt, dadurch von der Norm abweicht, daß es eine der Chondroitinschwefelsäure ähnliche Gruppe enthält.

In allerletzter Zeit hat Willheim auf eine Verschiedenheit der Zusammensetzung der aus Karzinomgeweben dargestellten Nucleinsäuren gegenüber der aus normalen Geweben dargestellten Nucleinsäuren hingewiesen.

b) Die Kohlehydrate

Wie früher erwähnt (siehe S. 2), fand Ernst Freund bereits im Jahre 1886 eine Vermehrung der Kohlehydrate im Karzinomgewebe.

Glykogen wurde von den meisten Untersuchern in malignen Tumoren nachgewiesen. Während nur Gierke den Glykogengehalt maligner Tumoren bezweifelt, finden Lubarsch, Brandt und Beebe Glykogen in malignen Tumoren. Rollo und Brault machen die Wachstumsenergie der Tumoren vom Glykogengehalt abhängig. Zu demselben Resultat kommt Schützenberger. Er findet in rasch wachsenden Karzinomen Glykogen, und zwar desto mehr, je bösartiger die Geschwulst ist.

Neuberg und B. Milcher fanden bei der Analyse von Karzinomlebern freie Pentose, die sie bei der gleichen Versuchsanordnung bei normalen Lebern nicht nachweisen konnten. Ein Befund, der von Beebe

und Philipp Schaffer bestätigt und erweitert wurde. Der Pentosegehalt wurde nach Tolleus bestimmt. Die Versuchsergebnisse waren
folgende:

Während der Pentosegehalt normaler Brustdrüsen 0,23% betrug
und sich während der Sekretion nur wenig vermehrt (auf 0,27%), enthielt
das Karzinomimplantat der Brustdrüse 0,41%, zwei Skirrhen 0,44% und
0,66%; Lebertumoren zeigen diese Erhöhung nicht.

Schon im Jahre 1887 hatte E. Freund saure Reaktion in malignen
Tumoren nachgewiesen.

In späterer Zeit, 1910, fand Francesco Fulci Milchsäure in
Tumoren, und zwar in bösartigen in erhöhtem Ausmaß. Die Bildung der
Milchsäure ist nach Fulci an den Stoffwechsel der Karzinomzelle ge-
bunden, da bei zellreichen, stark mit Blut umspülten Tumoren reichlicher
Milchsäure vorhanden war, als bei langsam wachsenden. Dieser Autor
führt das Vorhandensein der Milchsäure auf Kohlehydrate und auf
Spaltungsprodukte der Eiweißkörper zurück. Das Vorhandensein der
Milchsäure hat keine Beziehung zur Kachexie.

Freund und Kaminer haben als den bei der cylolytischen Reaktion
mit Karzinomserum reagierenden Anteil des Karzinomgewebes eine stick-
stofffreie Substanz gefunden, die als wesentlichen Bestandteil ein kolloidales
Kohlehydrat enthält.

c) Die Fette

Untersuchungen über die Fettstoffe in Tumoren sind sehr spärlich.
R. Wolter untersuchte Karzinomknoten der Leber. Er konnte keinen
Unterschied im Fettgehalt selbst gegenüber der Norm finden. Der Lipoid-
und Phosphatidphosphor aber ist vermindert. Der Cholesteringehalt auf
Trockengehalt berechnet ist 1,4%. Größere Mengen von Cholesterin
in malignen Geweben finden auch Loeper Debray und Tonnet wie
Wells.

Concil Archibald untersucht das Fett in der unmittelbaren Nähe
des Tumors und das Fett in entfernterer Gegend. Kontrollen wurden mit
entzündlichem und gesundem Gewebe angestellt.

Verglichen werden die Jodzahlen:

Fett in unmittelbarer Umgebung des Tumors		Fett in ent- fernterer Umgebung des Tumors
bei Karzinom	Jodzahl 74,4	70,1
Sarkom	,, 69,8	65,9
Entzündung	,, 65,6	60,3
gesundem Gewebe	,, 60,8	60,2

Dieser Autor findet den Fettgehalt bei malignen Tumoren gegenüber der Norm vermehrt:

Fettgehalt normaler Organe 44 bis 60.

Fettgehalt maligner Tumoren 72,6.

Hier sei auch ein Befund von Maresch erwähnt, der bei Appendixkarzinom Lipoide findet, die er als charakteristisch für diese Geschwülste ansieht.

Bezüglich der spezifischen Fettsäuren, die Freund und Kaminer gefunden haben, wird später berichtet werden.

d) Die Fermente

Aus dem Laboratorium E. Freunds publizierte schon im Jahre 1899 Petry, daß das Krebsgewebe ein besonders starkes autolytisches Ferment besitze; ein Befund, der von Blumenthal 1905 bestätigt und erweitert wurde.

Blumenthal untersucht: 1. Tumor allein; 2. Tumor und Leber zusammen. Er läßt die Gewebe vier Monate im Brutschrank. Es zeigte sich, daß die Autolyse der Krebsgeschwülste rascher verlief als die des normalen Gewebes. Das Krebsgewebe wirkt auch heterolytisch, es beschleunigt auch den autolytischen Zerfall anderer Gewebe. Während bei Beginn des Versuches 0,148 gr., bzw. 0,131 gr., 0,084 gr., 0,101 gr. des in nichtkoagulierbarer Form vorhandenen Stickstoffes in 100 gr. Tumorbrei in Lösung gegangen waren, hatte sich diese Stickstoffmenge nach vier Monaten auf 0,620 gr., 0,588 gr., 0,877 gr., 0,908 gr. erhöht. Für 100 ccm von 100 gr. Leber waren die Zahlen anfangs 0,137, 0,14, 0,11, 0,08 gr., nach vier Monaten 0,4, 0,413, 0,388, 0,397 gr. Als 10 gr. Tumor mit 90 gr. Leber vermischt wurden, ergab sich für 100 ccm Flüssigkeit 0,144, 0,128, 0,090, 0,076 gr. nach vier Monaten 0,586, 0,479, 0,676, 0,740 gr. Stickstoff.

Die Untersuchungen Eduard Müllers stimmen nicht ganz mit denen von Blumenthal und Wolf überein. Müller, sowie Hess und Saxl finden, daß Krebsgewebe an und für sich keine heterolytischen Eigenschaften besitze, es erhalte sie erst sekundär durch Einwanderung von Fermentträgern, als welche neutrophile Leukocyten fungieren.

Yoshimoto bestätigt die vermehrte autolytische Fähigkeit des Krebsgewebes. Im Autolysat des Karzinoms der Leber findet er eine Verminderung des Purinstickstoffes, eine Vermehrung des Stickstoffes der Diaminosäuren, des Ammoniakgehaltes und des Peptons gegenüber der Norm.

Hieher gehört noch ein Befund Neubergs. Nach fünftägiger Autolyse einer Krebsleber findet Neuberg im Autolysat derselben in nicht unbedeutender Menge freie Pentose, während ein primäres Magenkarzinom diesen Befund nicht ergab. Der Gehalt an Pentosen in beiden Substraten war verschieden (1,8 : 0,68%). Durch Zusatz von Leberkrebssaft zu Lungengewebe wurde eine erhebliche Zunahme des in nicht koagulabler Form vorhandenen Stickstoffes erzielt, aber keine Abnahme der aussalzbaren Albumosen.

Nach Oxydasen, Peroxydasen, Katalasen, Lipasen, Nucleasen, Guanasen, Adenasen, Tryptasen und Antitryptasen wurde in Krebsgeschwülsten gesucht, ohne viel spezifische Resultate zu zeitigen.

So findet Brahms, daß die Krebsknoten der Leber die Fähigkeit,

Salicylaldehyd zu oxydieren, verloren haben. Die gesunden Teile metastasenhältiger Leber sind in ihrer fermentativen Oxydationsfähigkeit vielfach herabgesetzt.

H. Stolzenberg und M. Bergius nehmen als Ursache des Krebses eine Schwäche, resp. das Fehlen bestimmter, der Oxydation der Eiweißsubstanzen nötiger Fermente an.

Über Katalasen liegen Befunde von Brahms vor. Metastasenhältige Leber zeigte immer eine starke Verminderung der Katalase im Vergleich zum normalen Lebergewebe. Karzinome des Magens, des Darmes, des Pankreas und der Gallenblase gaben die Fermentänderung auch dann, wenn Metastasen nicht vorhanden waren. Sarkom, Karzinom der Gebärmutter, Karzinom des Kiefers und der Zunge gaben keine Fermentänderung in der metastasenfreien Leber. Karzinomatöse Erkrankungen eines zum Verdauungstrakt gehörenden Organs rufen in der Leber Schwankungen des katalysatorischen Fermentes hervor.

Brahms beschäftigt sich auch mit dem lipolytischen Ferment bei Karzinomen. Er setzt zu einer bestimmten Menge Organextrakt eine bestimmte Menge Öl- oder Lecithinemulsion und bestimmt durch Titration die Menge der freiwerdenden Säure. Er findet den Tumor frei von fettspaltenden Fermenten; der gesunde Teil einer tumorhältigen Leber enthält durchschnittlich deutlich geringere Mengen fettspaltender Fermente als das normale Lebergewebe. Brahms schließt aus seinen Fermentbefunden, daß die Fermentschwächung den Boden für Metastasen liefert.

Georg Falk, Noyes, Helen Miller, Kanematsu Sugiura finden keinen Unterschied zwischen den Proteasen des Karzinoms und anderen Proteasen, während G. Loeper, Favory und J. Tonnet eine Vermehrung des proteolytischen Fermentes im Tumor gegenüber dem Serum finden.

In Mäusekarzinomen wurde von Eduard Goodmann eine Nuclease nachgewiesen, die Nucleinsäure spaltet. Doch hält Goodmann diesen Befund für nicht spezifisch und bringt ihn mit der Krebskachexie in Zusammenhang.

Endlich berichtet in neuester Zeit Elemer Forrai über eine Saccharo- und Glyzerophasphatase der Karzinomtumoren. Die Karzinome spalten nach Forrai aus Glyzerinphosphat mehr Phosphor ab als Normalgewebe.

Quantitativ wurde bei den Fermenten kein ausschlaggebender Unterschied gefunden, wenn auch Oxydasen, Peroxydasen, Katalasen, Lipasen, Nucleasen, Guanasen, Adenasen, Proteasen, Tryptasen, peptolytische, aminolytische Fermente größtenteils vermindert, Erepsin und Antitrypsin vermehrt gefunden worden sind, doch sind diese Befunde nicht spezifisch, da auch andere Kachexien denselben Befund aufweisen.

Abderhalden suchte nach Qualitätsunterschieden der Fermente im Karzinomgewebe. So fand Abderhalden, daß die Preßsäfte aller Mäusetumoren einen eigentümlichen Abbau des Seidenpeptons zeigen. In einzelnen Fällen wurde bei der Spaltung des Glycyl-e-Tyrosins nach erfolgtem Abbau ein Verhalten des Drehungsvermögens beobachtet, welches einen Wiederaufbau der Dipeptide aus den Bausteinen wahrscheinlich macht.

In einer Mitteilung mit Pincussohn findet er bei Menschenkarzinom ein peptolytisches Ferment von abnormer Eigenschaft. Das Drehungsvermögen stieg kontinuierlich an und fällt später ab. Es spricht dies dafür, daß zuerst Glykokoll frei wird und Alanyl-Glyzerin entsteht, das eine viel größere Drehung besitzt (50 gegen 30). Mit Zerlegung des Dipeptids nimmt die Drehung wieder ab. (Siehe auch Abderhalden S. 16 u. 20.)

Stoffe aus dem Gebiete der anorganischen Chemie

Aschen- und Wassergehalt der Tumoren wurden vielfach untersucht. So fand Albert Robin den Wassergehalt der karzinomatösen Leber erhöht. Ein Befund, der in neuester Zeit von Simonini bestätigt wurde. Dem Gehalt an Natrium, Kalium und Calcium wurde von vielen Autoren große Bedeutung beigemessen. Schon Gorup Besanez hatte im Jahre 1849 einen reicheren Gehalt an Kochsalz in Geschwülsten nachgewiesen als in normalen Geweben, ein Befund, der von A. Schöpp und später von Beebe bestätigt wurde. I. J. Motham findet gleichfalls einen erhöhten Natriumgehalt in malignen Tumoren.

Robin, der einen erhöhten Natriumgehalt maligner Geschwülste bestätigt, berichtet aber auch über ähnliche Natriumanreicherung bei einer tuberkulösen Leber.

Rhodenburg und Krehbiel deuten den erhöhten Natriumgehalt, den sie in den malignen Tumoren finden, als Folge des Zelltodes.

Beebe, der bei einem stark degenerierten Pankreaskarzinom einen stark erhöhten Calciumwert findet, führt diesen Befund auf die „Degeneration des Tumors" zurück. Auch Rhodenburg und Krehbiel finden bei einer allgemeinen Mineralisierung der Tumoren eine Calciumvermehrung. Maurice Wolf, der gleichfalls über Calciumvermehrung in den Karzinomen berichtet, findet eine Speicherung von Calcium im Protoplasma der Karzinomzelle bis zwanzigfach über der Norm und führt diesen Befund auf eine erhöhte Zellpermeabilität zurück.

Clowes und Friesbie, die die Calciumspeicherung bei Mäusetumoren beobachteten, fanden diese nur bei langsam wachsenden Tumoren, während sie bei rasch wachsenden Tumoren eher eine Verminderung des Calciumgehaltes beobachten konnten.

Aus dieser letzteren Beobachtung ist vielleicht der gegensätzliche Befund Robins zu erklären, der eine Verminderung des Calciumgehaltes im Karzinomgewebe findet, doch ohne Angabe, ob die untersuchten Tumoren rasch oder langsam wachsend, degeneriert oder nicht degeneriert waren.

Den Kaliumgehalt des Karzinomgewebes findet I. J. Motham erhöht. Doch findet er Unterschiede, je nach der Art der Tumorgenese. Im primären Tumor findet er stets eine stärkere Kaliumspeicherung als in den sekundären. Auch Robin findet eine Kaliumspeicherung in einem

Leberkarzinom. Maurice Wolf, der eine dreifach erhöhte Kaliummenge in den Karzinomzellen gegenüber anderen Zellen findet, lokalisiert die Kaliumretention in die Umgebung des Zellkernes und führt diesen Befund auf eine erhöhte Zellpermeabilität zurück. In neuerer Zeit fand Mendeleef gleichfalls ein Plus an Kali und ein Minus an Kalk im Karzinomgewebe.

Die Befunde der Verminderung des Calciumgehaltes, wie der Vermehrung des Kaliumgehaltes bei malignen Tumoren gab Veranlassung, das Mengenverhältnis beider Substanzen in ihnen zu studieren. So bestimmt Beebe den Grad der Degeneration eines Tumors aus dem Verhältnis der Kaliummenge zur Calciummenge. Er fand in schnellwachsenden Tumoren viel Kalium, wenig Calcium, in langsamwachsenden wenig Kalium, viel Calcium. Ein Befund, der durch die Befunde Clowes' und Friesbies bei Mäusekarzinom bestätigt wurde. Diese Autoren finden bei Übertragungsversuchen das Mengenverhältnis $\dfrac{\text{K}}{\text{Ca}}$ als Funktion des Alters der Tumoren. Maurice Wolf, der diese Verhältnisse gleichfalls bei Mäusekarzinom studiert, findet Schwankungen des Quotienten $\dfrac{\text{K}}{\text{Ca}}$, doch bestätigt auch er das Zunehmen des Quotienten bei zunehmender Poliferationsintensität. Das Wachstum der Impftumoren konnte durch Calcium verzögert, durch Kalium beschleunigt werden. Kalium bewirke eine Verdünnung des Protoplasmas (Lösung), mit Steigerung der Vitalität, Calcium eine Verdichtung des Protoplasmas, Herabsetzung der Vitalität. Die gleichzeitige Anwesenheit beider Substanzen regelt je nach ihren Mengenverhältnissen das Wucherungsvermögen des Krebsgewebes.

In einer weiteren Arbeit mit Jean Troisier finden diese beiden Autoren bei Kaliumeinwirkung (stunden- bis tagelanges Einwirken einer $7\%_{00}$igen Kaliumchloridlösung auf Krebsgewebe) Auflösung des Protoplasmas, bei Calciumeinwirkung (stunden- bis tagelanges Einwirken einer 5 bis $8\%_{00}$igen Calciumchloridlösung auf Krebsgewebe) eine Verdichtung des Protoplasmas der Krebszellen

Auch Wattermann bestätigt den Befund der Beziehung des Quotienten $\dfrac{\text{K}}{\text{Ca}}$ zur Wachstumsintensität und zu den degenerativen Verhältnissen der menschlichen und tierischen Tumoren. Auch bei Teerung findet Wattermann die Abnahme des Calciums im Bindegewebe und die Anreicherung des Kaliums in dem in der Tiefe wuchernden Epithel. Die Herabsetzung des Calciumions gegenüber dem Kaliumion im wuchernden Karzinomgewebe erklärt er aus dem Umstand, daß Epithelgewebe nur in Spuren Calcium zu binden vermag.

So sehen wir, daß fast alle Forscher darin übereinstimmen, daß eine Vermehrung der Kaliumsalze eine wachstumfördernde Komponente, die Vermehrung der Calciumsalze eine wachstumhemmende Komponente für das Karzinomgewebe bedeute.

So interessant die Befunde auch sind, so stehen sie in keinem Zusammenhang mit der Karzinomgenese, sondern sind nur Folgeerscheinungen, die, wie Wattermann meint, auf die starke Dispersion infolge des Fettsäuregehaltes der Karzinomzelle zurückzuführen sind.

Auch Metalle uud Metalloide wurden in verschiedenen Verhältnissen im Karzinomgewebe gefunden. So findet Robin Kieselsäure, Magnesium und Phosphor im Karzinomgewebe vermehrt, Eisen und Schwefel vermindert. Zinksalze finden E. Fränkel und Wasa Klein wie Christol im Krebsgewebe vermehrt. Whiter Ch. Powell findet eine Vermehrung des Kupfers im Karzinomgewebe. Fr. Jess berichtet über ein erhöhtes Jodspeicherungsvermögen der malignen Tumoren. Und endlich findet Lazarus Barlow in drei Fällen von Primärtumoren und einer Metastase Radium in Geschwülsten, die nie mit Radium bestrahlt worden waren.

Physikalisch-chemische Verhältnisse

Auch die Forschungsergebnisse der physikalischen Chemie fanden Anwendung auf die Karzinomforschung.

Eine Verminderung der Oberflächenspannung der wässerigen Extrakte der Karzinome findet Kagan Cezilie sowie Solowiew. Letzterer gibt an, daß die Bösartigkeit des Tumors mit Zunahme der Oberflächenspannungsverminderung wachse.

Cezilie Kagan vermindert experimentell durch Tributyrin die Oberflächenspannung des Karzinomimpfmaterials und gibt an, daß eine solche Sättigung mit Tributyrin das Aufgehen der Impfkarzinome beschleunige.

N. Wattermann findet, daß bei Prüfung der elektrischen Leitfähigkeit von Zellen in Ringerlösung Polarisationswiderstände auftreten. Bei Tumoren ist der Widerstand stark vermindert. Bei normalem Gewebe wird das Verhältnis zwischen Widerstand und Polarisation $\frac{P}{W}$ (Konstante), wenn man die Ringerlösung durch Calciumchlorid isotonisch ersetzt, erniedrigt. Bei malignem Gewebe steigert Durchströmung mit Calciumchlorid die Konstante $\frac{P}{W}$ bedeutend und bringt sie bisweilen auf das normale Niveau. Außer bei Tumoren findet man diese Erscheinung auch beim Pankreas. Sie wurde beseitigt, wenn die Gewebe mit Kaliumlösung getränkt waren. Wattermann findet die Erklärung dieses seltsamen Phänomens in dem hohen Dispersitätsgrad der Tumorzellen. Bei normalem Gewebe dringen Kationen (K und Na) leichter als Anionen ein, was eine starke Polarisation zur Folge hat. Die Kolloide an den Grenzflächen von Geschwülsten haben einen abnorm starken Dispersitätsgrad, der durch Calcium zur Norm verändert wird. Durchströmung von Calciumionen festigt die Grenzflächenkolloide und verhindert das Eindringen von Natrium, Kalium und Calcium, was zur Folge eine Abnahme der Polarisation hat. Bei Tumorzellen dringen Anione und Katione gleichmäßig leicht ein, Widerstand und Polarisation nehmen ab. Strömt Calcium durch die Tumorzellen, so werden durch die oben beschriebene Änderung der Dispersität normale Verhältnisse hergestellt.

Zweites Kapitel

Chemie des Blutes

Allgemeines

Auch dem Blute der Krebskranken wird zu Beginn des 19. Jahrhunderts besondere Aufmerksamkeit geschenkt. Als erster spricht Langstaff 1817 von einem „Blutkrebs". Später, 1824, findet Velpeau einen intravenösen Krebs, ohne aber spezifische Krebselemente im Blute finden zu können. Mit dem Auftreten der Krasenlehre legte die Wiener Schule das Hauptgewicht auf das Blut und seine Veränderungen. Andral 1843, der Begründer der Krasenlehre, findet, daß das Karzinom hauptsächlich aus einer Fibrinmasse bestehe, die in den Gefäßen koaguliere und dann den Krebs bilde. Virchow schloß sich anfangs der Krasenlehre an, gestützt auf seine Beobachtung, daß er sechsmal Krebsgewebe in den großen Venen gefunden hatte. Carswell in London stimmt insoferne dieser Lehre bei, als er der Ansicht ist, daß der Krebs sich aus Elementen bildet die im Blute vor der Entstehung des Tumors vorgebildet seien. Auch die französischen Forscher dieser Zeit, wie Bacon und andere, halten den Krebs für ein Produkt des kranken Blutes.

1. Stoffe aus dem Gebiete der organischen Chemie

a) Die Eiweißkörper

Von den ersten Versuchen einer chemischen Untersuchung, die infolge der damaligen Methoden etwas mangelhaft sein mußten, seien die von Heller aus Schuhs Schule erwähnt. Heller findet im karzinomatösen Blut eine Vermehrung des Fibrins, eine Verminderung der roten Blutkörperchen und der festen Stoffe überhaupt. Die Hydrämie des Krebsblutes wurde in der Folgezeit von vielen Autoren, wie zu erwarten war, bestätigt. Müller erklärt die Hydrämie Krebskranker als Folge von Verarmung an festen Bestandteilen. Andral, Franz Simon, Lebert, K. Dehio, Halla und Adelmann sahen die Hydrämie bei Krebskranken als spezifisch an. Auch Grawitz bestätigt durch experimentelle Studien die Hydrämie des Blutes Krebskranker. Der Befund Recamiers, der eine geringere Koagulierbarkeit des Krebsblutes gegenüber der Norm findet, wird von Andral bestätigt, der diesen Befund durch einen geringeren Gehalt an Fibrin zu erklären versucht. Dieser Auffassung Andrals steht der Befund Hellers entgegen, der, wie früher erwähnt, die Fibrinmenge im Karzinomserum erhöht gefunden hatte. Die Angabe der vermehrten Fibrinmenge im Karzinomserum wird aber auch durch eine Arbeit neuesten Datums gestützt. H. C. Gram findet mittels genauer, moderner Methoden Fibrinsteigerung im Serum Karzinomatöser, doch da dieser Autor diesen Befund auch bei Vitien und Nephritis erhebt, ist er wohl nicht als spezifisch für Karzinom anzusehen.

Im Gegensatz zu den Befunden Recamiers und Andrals findet Josef Engel einen erhöhten Albumingehalt des venösen Blutes der Krebskranken und Rokitansky ein Überwiegen des Eiweißes überhaupt.

Entsprechend der zellular-pathologischen Richtung finden wir auch in den Blutuntersuchungen von Krebskranken eine entsprechende Pause. Erst Loeper, Forestier und Tonnet berichten über eine Vermehrung des Albumingehaltes des Serums Krebskranker und glauben durch Anaphylaxieversuche den Beweis zu erbringen, daß ein Teil des Albumins im Serum Karzinomkranker aus den Tumoren stamme. In einer späteren Arbeit finden Loeper und Tonnet eine relative Vermehrung der Globuline von 58 bis 75% (normal 36%) im karzinomatösen Serum. Nach Tumorentfernung schwindet das Globulin langsam, trotz des hohen Erepsingehaltes des Blutes. Diese Autoren finden auch den Aminosäurengehalt von 0,32 (normal) bis 0,9 ansteigen. Später gibt Loeper an, daß die Vermehrung der Globuline im Serum nur bei rasch zerfallenen Tumoren vorkomme und auch bei diesen fehle, wenn sie rasch wachsen und metastasieren. Die vermehrte Globulinmenge stamme aus dem Zerfall des Tumors. In einer weiteren Arbeit finden Loeper, Forestier und Tonnet auch im Jahre 1921, daß die Menge des Serumproteids parallel mit der Größe des Tumors zunehme (oft 75 bis 110%). Es seien aber auch oft die Globuline relativ vermehrt, manchmal auch absolut. (Normale Durchschnittszahlen: Albumin 65%, Globulin 35%; karzinomatöse Durchschnittszahlen: Albumin 45%, Globulin 55%. Auch der Karzinomtumor zeige ähnliche Verhältnisse, da das Verhältnis Globulin zu Albumin oft 2 : 1 ist.) Auch Gussio sieht in der Änderung des Verhältnisses Globulin zu Albumin nur das Zeichen eines Kräfteverfalls, kein Specificum für Karzinom. C. Theis und C. Ruth finden diese Unterschiede überhaupt nicht.

In neuester Zeit fanden Freund und Kaminer ein Nucleoglobulin mit spezifischen Eigenschaften im Karzinomserum. Über die nähere Natur dieser Substanz wird in dieser Arbeit an einer anderen Stelle berichtet werden (siehe S. 36).

Daß die Verminderung des Hämoglobingehaltes des Karzinomserums gefunden wurde, kann bei der verminderten Anzahl der roten Blutkörperchen nicht wundernehmen. Andral, Franz Simon, Lebert, Heller und andere Forscher dieser Zeit konstatieren die Verminderung des Hämoglobins, etwas später beschäftigen sich Dehio und Liporski mit diesem Gegenstand und fanden durchschnittlich eine Abnahme des Hämoglobins im Serum Karzinomkranker von 22 bis 25% gegenüber der Norm.

Hier sei auch ein Befund Kahns erwähnt, der eine Verminderung des Albumins „A", d. i. des schon durch 37% schwefelsauren Ammon aussalzbaren Anteils des Albumins, als spezifisch für das Karzinomserum ansieht.

M. Takemura, der das Serum Geschwulstkranker untersuchte,
findet keinen Unterschied in der Menge des Gesamtstickstoffes, doch
eine Vermehrung des in koagulabler Form vorhandenen Stickstoffes im
Serum Karzinomkranker.

Auch die stickstoffhaltigen Abbauprodukte, wie Harnstoff, Harnsäure, Kreatinin wurden bei Karzinomblut untersucht. John A. Killian und Ludwig Rast fanden in 80% der Fälle eine Erhöhung der
Harnsäure, in 60% eine Erhöhung der Harnstoff- und Kreatininwerte im
Karzinomserum. Die Anhäufung der stickstoffhaltigen Abbauprodukte
ging parallel zur Phenolsulphophtaleinausscheidung. Die Anhäufung von
stickstoffhaltigen Abbauprodukten bleibt nach Exstirpation bestehen.
Eduard Bigelow bestätigt den Befund für den Harnstoffgehalt, er findet
unter fünf Fällen viermal einen Harnstoffstickstoffgehalt von 25 bis 42%.

Loeper und Tonnet beschäftigen sich mit dem Stickstoffgleichgewicht im Blute Krebskranker. Sie finden den Coeffizient azotémique
$\left(\dfrac{\text{Harnstoff N}}{\text{Gesamt N}}\right)$ bei Karzinomatösen im Serum geringer als normal. Der
Wert für Azote résidual (Gesamt N weniger Harnstoff) steigt im Karzinomserum über den normalen Wert.

b) Die Kohlehydrate

Wie schon eingangs erwähnt, hatte E. Freund im Jahre 1885 bereits
gefunden, daß im Blute Krebskranker Zucker, resp. die durch Säure verzuckerbaren Kohlehydrate vermehrt sind; ein Befund, der von Leyden
und Trinkler in 120 Fällen bestätigt wurde, während Neugebauer den
Befund nicht in allen Fällen bestätigen konnte, da er nicht nach den Angaben Freunds die Kohlehydratmenge durch Kochen mit Salzsäure in
Zucker umwandelte, sondern nur den Zucker direkt bestimmte. Im
Jahre 1921 entdeckte erst J. C. Spence von neuem die Kohlehydratanomalie im Karzinomserum und erweitert die Befunde dahin, daß die
Blutzuckerkurven bei Karzinomkranken einen hohen Ausgangswert aufwiesen und die Hyperglykämie nach Eingabe von Dextrose im Gegensatz
zur Norm oft zwei Stunden anhielt; ein Befund, wie er der diabetischen
Blutzuckerkurve entspricht.

Anschließend an diese Befunde fanden G. L. Rodenburg und O. F.
Krehbiel, wie auch Bernhard eine schwache Änderung des Zuckerspiegels im Karzinomblut nach Injektionen von Serum oder Aszitesflüssigkeit. Bernhard faßt die Hyperglykämie beim Karzinom als nicht
spezifisch für das Karzinom auf, sondern sieht in ihr eine Folgeerscheinung
der Kachexie. Andere Autoren, wie Bierry, Rathberg und Levina,
Friedenwald, Grove, Langston, Simon, bestätigen die Veränderung des Blutzuckerspiegels, während Biemer, Deniord, Matrei,
Le Noir diese Beobachtung nicht machen konnten.

c) Die Fette

Heller und Schuh beobachteten bei der Gerinnung des Carcinomblutes die Ausscheidung eines krystallinischen Fettes.

Klein und Dinkin finden im Jahre 1914 eine Verminderung des Cholesteringehaltes im Blute Krebskranker, ein Befund, der im Jahre 1921 von Loeper, Debray und J. Tonnet neuerdings erhoben und erweitert wurde. Diese Autoren finden neben der Abnahme des Cholesterins im Karzinomserum eine Zunahme des Lipoidgehaltes, so daß der Quotient $\frac{\text{Cholesterin}}{\text{Lipoid}}$ der bei Gesunden 0,6 beträgt, bei Karzinomkranken unter 0,5 lag. Je größer und bösartiger der Tumor, desto kleiner sei der Quotient.

Während sowohl Deniord und Medak Fettsäuren im Blute Karzinomatöser vermehrt gefunden haben, finden Bloor und Feigel, daß der quantitative Gehalt an Fettsäuren im Karzinomblut nicht als Specificum für Karzinom angesehen werden könne.

Diese widersprechenden Befunde klären vielleicht die Untersuchungen von Freund und Kaminer auf, die einen qualitativen Unterschied in den Fettsäuren normaler und karzinomatöser Sera gefunden haben. Die beiden Autoren finden das Fehlen einer im normalen Serum vorkommenden hochmolekulären, gesättigten Dikarbonfettsäure im Karzinomserum, sowie das Vorhandensein einer ungesättigten Dikarbonsäure im Karzinomserum.

d) Die Fermente

Kelling fand im Jahre 1906 eine Vermehrung der hämolytischen Kraft des Karzinomserums. Er arbeitete mit Blutkörperchen von Huhn, Schaf, Rind und Schwein und fand die stärksten Ausschläge bei der Hühnerbluthämolyse. Kelling arbeitete eine Methode, die auf der vermehrten Hühnerbluthämolyse beruht, zur Karzinomdiagnose aus. Wolfsohn bestätigt das erhöhte hämolytische Vermögen der Karzinomsera. Auch Roberto Allesandri findet diese erhöhte Hämolyse in zirka 65% bei Epitelgeschwülsten; bei den Kontrollen anderer Erkrankungen, gutartiger Tumoren und Sarkome findet er diese Erhöhung nicht. Die beobachteten Hämolysine sind thermostabil und ohne Zusatz von Komplement wirksam. Nach Exstirpation der Geschwulst verschwinden sie. Monakow findet im Gegensatz zu Kelling, Wolfsohn und Allesandri, daß Tumorsera oft Hemmung der Hämolyse zeigen.

Das Vorhandensein von Isolysinen erweist Georg W. Crile in 82% aller von ihm untersuchten Karzinomsera. Richartz schränkt den Befund Criles ein. Er konnte nur in 52% der untersuchten Karzinomsera Isolysine nachweisen und nur ganz ausnahmsweise bei karzinomfreien Seris; doch in einer späteren Arbeit findet er Isolysine in 48% der untersuchten tuberkulösen Sera und spricht infolge dieses Befundes dem Vorhandensein von Isolysinen im Blutserum Karzinomatöser jede spezifische

Beziehung zum Karzinom ab; sie seien lediglich eine Folge des gesteigerten Unterganges der Erythrocyten. M. Weinberg und Ugo Mello finden hingegen sehr häufig Isolysine im Karzinomserum.

Über eine Verzögerung der Kobrahämolyse durch Karzinomblutkörperchen berichten R. Kraus, O. Pötzl und E. Ranzi. Sie finden eine verzögerte Kobrahämolyse bei Karzinomtieren, eine beschleunigte bei Sarkomtieren. Analog verhalten sich 17 untersuchte menschliche Tumorfälle. Dagegen finden C. Rubino und B. Famarchides, daß Kobragift auf Karzinomblut fast regelmäßig eine aktivierende Wirkung ausübt. Jacques Goldberger fand sehr häufig eine Resistenzverminderung der roten Blutkörperchen gegenüber Ölsäurehämolyse, während die Resistenz der Erythrocyten gegenüber Chlornatrium bedeutend erhöht ist. Herbert Kahn und Paul Potthoff finden eine Verminderung des Ölsäurebindungsvermögens im Serum Krebskranker (gemessen durch die zur Hämolyse notwendige Ölsäure). Neutralisierte Linol- und Ricinolsäure zeigen ein analoges Verhalten. Schließlich finden diese Autoren, daß ein Tumor auszuschließen ist, wenn 0,2 ccm Serum mehr als 0,85 ccm der Natriumoleatlösung hemmen. Die Erscheinung beruhe auf dem Albumingehalt des Serums.

A. Luger, W. Weiß-Osborn und O. Ehrenthal finden, daß Karzinomsera eine geringere Hemmung der Saponinhämolyse aufweisen als Normalsera. Diese Verminderung der Hemmung scheint auf einem geringeren Cholesteringehalt des Serums zu beruhen. H. A. Dietrich findet eine herabgesetzte Hemmung der Gallenhämolyse durch Karzinomsera.

Brieger und Trebing berichten über eine Vermehrung des Antitrypsingehaltes im Serum Karzinomkranker; in einer späteren Arbeit erweitern sie diesen Befund dahin, daß Pankreatin, per os einverleibt, den Antitrypsingehalt des Karzinomserums herabsetzt, während bei Gesunden Zuführung von Pankreatin ihn steigert.

Bergmann und Kepinow, M. Weinberg und Ugo Mello A. Citronblatt, Wratscheknaya, E. Graff und J. von Zubriezky bestätigen den Befund des vermehrten Antitrypsingehaltes im Blutserum bei Karzinose, doch stimmen diese Forscher größtenteils nicht der Spezifität dieses Befundes für Karzinom bei. So erklären Bergmann und Kepinow die Vermehrung des Antitrypsins als Folge des gesteigerten Eiweißzerfalles, Braunstein als eine Kachexieerscheinung. Harry Königsfeld und Fritz Kabieski bestätigen den erhöhten Antitrypsingehalt auch im Serum von Tumormäusen.

Hingegen finden Dungern und Werner keine Unterschiede im Fermentgehalt der Karzinomsera gegenüber anderen Krankheiten, und auch Jochmann empfiehlt, die Vermehrung des Antitrypsingehaltes des Serums Karzinomatöser nur mit großen Einschänkungen für die Karzinomdiagnose zu verwenden. Endlich findet Abderhalden im Karzinomserum spezifische, gekochtes Karzinomgewebe abbauende Fermente. Über deren Spezifität besteht eine Literatur so widersprechender Angaben, so daß ein abschließen des Urteil späterer Zeit vorbehalten werden muß, wo eine einwandfreie, einheitliche Methodik wohl eine Bestätigung erbringen dürfte.

Pfeifer und Johann Finsterer weisen im Karzinomserum anaphylaktische Reaktionskörper nach, ein Befund, der von Rausoloff experimentell bestätigt wurde, während Ranzi, Monakow und Wolfsohn diesen Befund negieren. Zerner findet im Karzinomblut eine Herabsetzung sowohl der Katalasezahl wie des Katalaseindex. Dieser Verfasser sieht in diesen Befund nur den Ausdruck schwerster Kachexie. Experimentell konnte Rosenthal den Befund Zerners bei mit Karzinom geimpften Mäusen nicht bestätigen.

2. Stoffe aus dem Gebiete der anorganischen Chemie.

Im karzinomatösen Blute wurden ähnliche anorganische Substanzen gefunden wie in den Tumoren. Diese Befunde sind aber heute wenigstens ohne besondere Bedeutung. So findet Moraczewski eine Zunahme des Chlorgehaltes, hingegen eine Verminderung des Gehaltes an Phosphor im Karzinomblut. Gröbly findet den Phosphorsäurequotienten $\frac{\text{Gehalt an } P_2O_5}{\text{Erythrocytenzahl}}$ erhöht im Blute Krebskranker. Johann Vorschütz und Josef Vorschütz bestätigen zwar diesen Befund, doch halten sie ihn nicht für spezifisch, da sie diese Erhöhung auch bei Icterus finden. Sowohl Wattermann als auch Rodenburg und in neuester Zeit C. Theis-Ruth und Stanley R. Benedict finden im Serum Krebskranker analoge Verhältnisse des Kalium- und Calciumgehaltes wie im Tumor.

3. Physikalisch-chemische Verhältnisse

Schon Sophie von Moraczewska und Moor machen auf die erhöhte Blutalkaleszenz aufmerksam. Sie erklären diesen Befund durch die Vermehrung der Hydroxylionenkonzentration und Verminderung der Wasserstoffionenkonzentration, hervorgerufen durch die Verarmung an Salzsäurekonzentration in allen Organen des karzinomatösen Organismus. Orlowski findet eine Abnahme der Alkalinität besonders in vorgeschrittenen Fällen. Er führt diese auf Säureintoxikationen durch abnorme Säurebildung, (Schwefelsäure und Phosphorsäure) zurück.

Chambres William H. findet bei Karzinom Werte von 7,45 p. H. bei 20°.

Der Gefrierpunkt des Blutes wurde von James Israel und Fritz Engelmann erniedrigt gefunden. Karl Engel bestätigt diese Befunde nicht, er findet den Gefrierpunkt oft normal, in einigen Fällen sogar etwas erhöht.

Das niedrige spezifische Gewicht des Karzinomblutes, das von vielen Autoren, wie S. v. Moraczewska, E. Grawitz u. å., beschrieben worden, ist wohl nicht als spezifisch anzusehen und erklärt sich zwanglos aus der sekundären Anämie der Karzinomkranken.

Eine große Bedeutung kommt den Versuchen Ascolis und Izars zu; diese finden, daß Karzinomsera nach Vermischung mit Tumorextrakten eine Verminderung ihrer Oberflächenspannung zeigen (Meiostagminreaktion).

G. Izar findet diese Verminderung der Oberflächenspannung auch durch Zusatz synthetischer Antigene, wie Myristilprotein, Myristilsäuregelatineemulsion und Ricinol-Linolsäure.

Luger und Köhler benützen als Antigen Acetonextrakte aus Lecithin und finden auch mit ihren Acetonextrakten eine Herabsetzung der Oberflächenspannung der Tumorsera.

In neuester Zeit findet Kopaczewski nach Erzeugung eines Kaninchenkarzinoms durch Teerung im Blute des erkrankten Tieres die Oberflächenspannung herabgesetzt.

Die übergroße Literatur, die sich an die Entdeckung Ascolis anschloß, hat in überwiegender Mehrzahl die Bestätigung der angenommenen Spezifität des Meiostagminphänomens für Karzinomsera gebracht; ein Resultat, das mit dem in allerletzter Zeit hervorgehobenen karzinomdisponierenden Einfluß der Oberflächenspannungsherabsetzung im Gewebe im Einklang steht.

Drittes Kapitel

Chemie des Stoffwechsels

Allgemeines

Über den Gesamtstoffwechsel Karzinomatöser liegen zahlreiche Untersuchungen vor; leider haben sich unter ihnen nur wenige Tatsachen von bleibendem Werte gefunden.

Schon Müller berichtet, daß es sich bei der Krebskachexie um einen durch die Nahrungsaufnahme nicht regulierbaren Protoplasmazerfall handle.

Die Untersuchungen Müllers sind, wie später erwähnt werden soll, vielfach bestätigt, doch auch bestritten worden. Andere Forscher vertreten die Ansicht, daß die Abmagerung eine Folgeerscheinung der Krebskachexie ist und nach von Noorden ist es vor allem die Muskulatur, die bei Krebskranken zuerst und in erhöhtem Maße einschmilzt. Die Annahme, daß die fast negative Nahrungsaufnahme einzig für die Abmagerung verantwortlich gemacht werde, konnte durch die Müllerschen Versuche, die zeigen, daß trotz genügender Nahrungsaufnahme Krebskachexie auftrete, als widerlegt angesehen werden. Die Erkrankungen des Magenkarzinoms kommen hier weniger in Betracht. Dieser Autor berichtet aber auch über ein Peniskarzinom, bei dem die Nahrungsaufnahme gar nicht gestört, der Eiweißzerfall ein sehr erheblicher war und selbst eine Zufuhr von 21 g Stickstoff pro die den Eisweißzerfall nicht aufhielt. Müller teilt schon mit, daß nicht in allen Karzinomfällen ein

pathologischer Eiweißzerfall zu konstatieren war, eine Ansicht, der
v. Noorden und andere Forscher beipflichten.

Aronsohn weist darauf hin, daß Müller nicht auf das Fieber Rücksicht genommen hatte, außerdem, daß Müllers Patienten im End-
stadium gewesen sein sollen und erklärt den erhöhten Wert der Stick-
stoffausfuhr hauptsächlich aus der erhöhten Temperatur.

Hingegen vertritt Blumenthal die Ansicht, daß nicht die erhöhte
Temperatur für die Stickstoffausscheidung verantwortlich gemacht
werden könne, sondern daß die erhöhte Stickstoffausscheidung erst mit
der Metastasenbildung auftrete.

Den Eiweißzerfall bei Krebskranken bestätigen Widal, Selli,
Braunstein, Clowes und Friesbie, Moraczewski und Lewin,
während Schopp sogar über Eiweißansatz berichtet. In neuerer Zeit
haben W. Cramer und Harold Pringle über die Stickstoffausscheidung
bei Karzinomtieren berichtet.

Es wurden die Stickstoffeinnahmen und -Ausgaben von drei Ratten
vor und nach der Transplantation einer rasch wachsenden Neubildung
untersucht, dann wurden die Tiere getötet und der Stickstoffgehalt des
Tumors ermittelt.

Es zeigte sich in diesen Versuchen, daß weniger Stickstoff zum Aufbau der Tumoren als zum Aufbau der normalen Körpersubstanz notwendig
war.

Die Tiere blieben im Stickstoffgleichgewicht, die Stickstoffretention
nahm mit der Größe des Tumors zu. „Die Tumorzellen wuchsen nicht auf
Kosten der Gewebe ihres Wirtes, sondern sie bezogen ihren Stickstoff aus
demjenigen Teil der Nahrung, der sonst der Oxydation anheimgefallen
wäre." Toxische und den Stickstoffstoffwechsel beeinträchtigende Substanzen scheinen durch den Tumor nicht ausgeschieden zu werden. Im
Tumorgewebe selbst fand sich weniger Stickstoff als in den sonstigen
Organen desselben Tieres; der Prozentgehalt an koagulierbarer stickstoffhaltigen Substanz war geringer als der an nicht koagulierbarer, größer
im kranken Gewebe als im Körpergewebe.

Wattermann beschäftigt sich mit dem Sauerstoffverbrauch
maligner Tumoren und findet in umfangreichen Untersuchungen, daß
Geschwulstgewebe Sauerstoff in größerer Menge und durch längere Zeit
verbrauche als normales Gewebe.

Eugenie Wallersteiner findet, daß die Wärmeproduktion des
karzinomatösen Organismus nicht konstante Verhältnisse aufweise.

In einem kleinen Bruchteil, zirka 10%, bestehe eine erhebliche
Steigerung des Gesamtstoffwechsels. Bei ausreichender Nahrung war annähernd ein Stickstoffgleichgewicht zu erzielen.

Kraus und Levenson haben bereits im Jahre 1891 gezeigt, daß der
Sauerstoffverbrauch des Karzinoms oft den normalen Sauerstoffverbrauch
überschreite. Doch lasse sich der gesteigerte Eiweißzerfall nicht aus dem
Sauerstoffverbrauch erklären, da jener weitaus größer ist als letzterer.

In neuester Zeit ist das Interesse für den Gasstoffwechsel des Karzinoms stark in den Vordergrund der Forschung gerückt.

So finden Russel und Woglom, daß der respiratorische Quotient mit der Wachstumsgeschwindigkeit bedeutend ansteige, allerdings finden sie eine Ausnahme in einem sehr glykogenreichen Tumor.

Wie schon S. 5 erwähnt, werden die Anomalien des Kohlehydratstoffwechsels in neuester Zeit vielfach bestätigt. So berichten Tadenuma, Kenyi, Hota und J. Slamma (wie früher erwähnt), daß der Zuckergehalt des Blutes eines Hühnerflügels, an dem das Sarkom saß, geringer war als der des gesunden Flügels. Die Differenz konnte durch vorübergehende intraperitoneale Zuckerinjektionen verringert werden. Verfasser schließen auf einen erhöhten Zuckerverbrauch des Tumors.

B. R. G. Russel untersucht die Oxydationsgeschwindigkeit und respiratorischen Quotienten von Emulsionen von Mäusegeweben und Tumoren, welche in 2%ige Kohlehydratlösung getaucht waren. Dextrose, Lävulose und Maltose steigern den Respirationsquotienten in allen Fällen, Galactose, Lactose und Rohrzucker nicht. Er findet keinen Unterschied zwischen rasch und langsam wachsenden Tumoren.

Über die Untersuchungen Warburgs, der ein siebzigmal größeres Zerstörungsvermögen des Karzinoms für Zucker gefunden hat, soll später (S. 33) berichtet werden.

G. L. Rhodenburg und O. F. Krehbiel beobachten nach Injektionen von Serum oder Ascitesflüssigkeit bei menschlichen Neoplasmen eine geringe Änderung des Zuckerspiegels.

Wie schon berichtet, fand Petry als erster ein erhöhtes autolytisches Vermögen der Tumoren.

Ferdinand Blumenthal und Wolf bestätigen diesen Befund und finden weiter, daß Krebsgewebe die Autolyse der Leber beschleunigt.

Leo Hess und Paul Saxl finden keine Vermehrung des postmortalen Eiweißabbaues durch Karzinom, es verhält sich in bezug auf Heterolyse wie ein normales Gewebe.

Hingegen findet A. Collwell keine Heterolyse, soweit sie die für die Aminosäuren gefundenen Werte betrifft.

Abderhalden findet qualitative Unterschiede im Preßsaft von Tumoren gegenüber speziellen Polypeptiden. Während normaler Organsaft von d-Alanylglycyl-Glycin stets zunächst das d-Alanin abspaltet, trennt der Karzinompreßsaft zuerst Glykokoll ab, so daß Alanyl-Glycin entsteht. Es handelt sich um einen atypischen Abbau, der eben ein atypisches Ferment im Karzinompreßsaft voraussetzt.

G. Wells und R. Long finden, daß alle Geschwülste die gleiche relative Purin- und Enzymmenge enthalten, und Guanase in allen menschlichen Tumoren vorkomme, während Adenase fehle, obwohl bei der Autolyse das Geschwulstgewebe Nucleinsäure abbaut und das Adenin in Hyoxanthin verwandelt wird.

Metastatische Lebergeschwülste enthalten keine Xanthinoxydasen, die normalerweise in der Leber vorkommen. Lewerett Date Bristoll findet sogar nach Katalaseinjektionen in 68% Rückbildung der Geschwulst und Gian Maria Fasiani untersucht den Einfluß der Selen- und Tellursalze auf die Autolyse normaler und karzinomatöser Gewebe und kommt zu dem Schluß, daß diese Salze die Autolyse der Mammatumoren in geringem Maße steigern, während sie die Autolyse der Hunde- und Mäuseleber manchmal sogar hemmen.

Karl Lewin findet bei gleichzeitigem Stickstoffverlust auch Aschenverlust. Von fünf Fällen setzten drei Stickstoff- und Aschenbestandteile an, zwei Fälle jedoch setzten Stickstoff an und gaben Mineralbestandteile ab.

Albert Robin findet bei einem rasch wachsenden Leberkarzinom Anreicheruug mit Mineralbestandteilen. Besonders vermehrt waren Phosphor, Kieselsäure, Natrium, Kalium, Magnesium; Schwefel, Calcium, Eisen zeigen eine Verminderung; doch findet Robin auch ähnliche Verhältnisse bei der Tuberkulose.

Daß ein rasch wachsender Tumor viel Kalium und wenig Calcium, und ein langsam wachsender viel Calcium und wenig Kalium enthält (Clowes und Friesbie), ist schon erwähnt worden.

Zum Schluß sei noch ein Befund Friedrich Jess erwähnt, der über ein Jodspeicherungsvermögen des Tumors berichtet.

Spezieller Teil — Harn

1. Stoffe aus dem Gebiete der organischen Chemie

a) Die Eiweißabbauprodukte

Vogel und Schuh berichten über eine Verminderung der Stickstoffausscheidung im Harn bei an Leberkarzinom Erkrankten. (Durchschnittswerte bei Karzinomatösen 6 bis 7 g gegenüber 12 bis 13 g bei Karzinomfreien.) Diese Angaben wurden von Smirnoff und Albert Robin bestätigt. Romleare findet gleichfalls eine Abnahme der Stickstoffausscheidung im Harn und hält diesen Befund für so spezifisch, daß er bei einer Ausscheidung von weniger als 12 g Stickstoff pro die auf das Vorhandensein von Karzinom schließt. Virchow und Lucas Champonier, die den Befund Romleares bestätigen, sehen in diesem Symptom ein prognostisch ungünstiges Zeichen.

Andere Forscher, wie Albert Thiciar und Kirmisson, Gregiore, schränken den Befund Romleares stark ein, da sie einerseits die Verminderung mit dem Karzinomzerfall in Zusammenhang bringen, unabhängig von der Prognose, anderseits auch in einzelnen Fällen von Karzinom eine vermehrte Stickstoffausscheidung finden, schließlich die verminderte Stickstoffausscheidung auch bei gutartigen Geschwülsten nachweisen konnten.

Diese Befunde der verringerten Stickstoffausscheidung bei Patienten mit Kachexieerscheinung wären an und für sich auffallend, doch kann den Befunden nicht viel Bedeutung beigelegt werden, da in keiner dieser Arbeiten über die Art und Menge der Nahrungseinfuhr etwas mitgeteilt wird und die oft beobachtete Verminderung der Stickstoffausscheidung einfach in der geringen Nahrungszufuhr ihren Grund haben dürfte. Jacobi war der erste, der bei seinen Versuchen die Nahrung berücksichtigte, und er fand diese verminderte Stickstoffausscheidung, wie zu erwarten war, nur bei sehr stickstoffarmer Nahrung (Brot, Milch, Butter), während er bei stickstoffreicher Nahrung (Fleisch) keine Verminderung der Stickstoffausscheidung im Harn Karzinomatöser, sondern normale Verhältnisse fand. Drei Jahre später zeigen Klemperer und Müller, daß der karzinomatöse Organismus ein erhöhtes Zerstörungsvermögen für stickstoffhaltige Substanzen besitzt.

Eine Lösung dieser Widersprüche fand Töpfer im Freundschen Institut, indem er eingehende Versuche über die Verteilung des Stickstoffes im Harn auf die einzelnen stickstoffhaltigen Bestandteile desselben anstellte. Töpfer fand eine relative Verminderung des Harnstoff-Stickstoffgehaltes bei karzinomatös Erkrankten, dagegen den Extraktivstoff-Stickstoff auffallend vermehrt; 13 bis 23%.

Diese Verhältnisse fand Töpfer nicht nur bei weit vorgeschrittenen Karzinomfällen, sondern auch bei beginnenden Epitheliomen, die keine Kachexie aufwiesen. Hingegen fand Töpfer bei Gesunden und verschiedenen anderen Erkrankten den Harnstoffgehalt nie unter 80%, den Extraktiv-Stickstoff 0,6 bis 5,1% (selbst bei einer Leukaemie fand er Extraktiv-Harnstoff 3,6%). Nach einer Arbeit von Bondzynski und Gottlieb, die bei Phosphorvergiftungen bei Hunden Oxyproteinsäure dargestellt hatten, hat Töpfer in einer späteren Arbeit, da die Darstellungsweise der Oxyproteinsäure der seines Extraktiv-Stickstoffes entsprach, seine Substanz als eine Oxyproteinsäure erklärt und dahin seine Untersuchungen erweitert, daß er fand, daß die Substanz nicht nur dann vom Harnstoff zu trennen sei, wenn man sie durch Baryt und Alkohol unlöslich macht, sondern daß die Oxyproteinsäure auch nicht durch Gerbsäure und durch Jodquecksilberkalium, wohl aber durch alkoholisches Sublimat fällbar war. Mit der Oxyproteinsäure haben sich in der Folgezeit die verschiedensten Autoren beschäftigt und versucht, auf diesem Wege zu einer brauchbaren Karzinomdiagnose zu gelangen.

Chemisch ohne Bezug auf Karzinom bestätigte Pregl die Angaben von Bondzynski und Gottlieb.

Salkowski fand, daß der Stickstoffgehalt des Alkoholniederschlages des Karzinomharnes 8 bis 10% der Gesamtmenge ausmacht (gegenüber 3 bis 5% normal). Er fand im Alkoholniederschlag zwei Körper, einen stickstoffreicheren und einen stickstoffärmeren. Es handelte sich um ein schwer dialysables, kolloidales, durch Säuren hydrolysierbares, stickstoffhaltiges Kohlehydrat.

Die Vermehrung der Oxyproteinsäuren im Harn Karzinomatöser wurde von vielen Autoren bestätigt, so von Salomon und Saxl, Damask, Reid u. a. Auch Medinaveita bestätigt mit einer modifizierten Methode die Erhöhung der Oxyproteinsäurewerte im Harn Karzinomatöser.

Gottlieb und Bondzynzki gaben an, daß Oxyproteinsäuren schwefelhältig seien. Auf dieser Eigenschaft basiert die Reaktion von Salomon und Saxl, die eine vermehrte Schwefelausscheidung im Harne Krebskranker angegeben haben.

Auch E. Pribram findet in 60% der untersuchten Fälle bei Karzi nomen Neutralschwefel vermehrt. Er verwendet Permanganat statt Wasserstoffsuperoxyd zur Bestimmung des leichter oxydierbaren Anteiles des Neutralschwefels.

M. Pasetti bestätigt größtenteils die Angabe Salomon und Saxls. Während Romani Mario die Vermehrung des Neutralschwefels, wenn auch nur in 40% findet, kamen L. Mazittelli, Marendusso, L. Dozzi und andere Autoren zu ganz entgegengesetzten Resultaten und sprechen der Reaktion von Salomon und Saxl jede Bedeutung ab.

Weiters untersuchte Kojo auf Salkowskis Veranlassung den durch Blei, bzw. durch Zinksalze fällbaren Stickstoff. In dieser Stickstofffraktion sind neben den Oxyproteinsäuren auch andere Stoffe, z. B. Harnsäure enthalten. Dabei fand Kojo, daß die Menge des in dieser Weise gefällten Stickstoffes bei Karzinomatösen doppelt so groß ist als bei Gesunden.

M. Einhorn, M. Kahn und J. Rosenbloom fanden nach der Salkowski-Kojoschen Methode das Verhältnis des kolloidalen Stickstoffes zu dem Gesamtstickstoff bei Karzinomatösen 4,5% gegenüber 1,9% bei den Karzinomfreien. Doch fanden diese Autoren auch bei anderen Krankheiten den kolloiden Stickstoff erhöht.

Stefani Mancini kam zu denselben Resultaten. Auch er fand eine Vermehrung des kolloidalen Stickstoffes bei Karzinomkranken bis 6,4% des Gesamtstickstoffes, (bei Normalen 3,42%). Doch fand auch Mancini diese Vermehrung bei anderen, nicht karzinomatösen Krankheiten. Luigi Cafurio bestätigt gleichfalls die Befunde von Salkowski-Kojo, doch mit der Einschränkung der Spezifität, da er die Vermehrung von Kolloidstickstoff auch bei Tuberkulose- und Lebererkrankungen findet. Bei Gesunden findet er diese Erhöhung nie. Dieser Autor findet diese Anomalie auch im Anfangsstadium des Karzinoms und nach Exstirpation die Rückkehr der Ausscheidung des Kolloidstickstoffes zu normalen Werten. P. W. Semenow und A. Kornikoff kommen zu ähnlichen Resultaten, während S. Boehme, P. Swart und A. J. L. Terwen keine Erhöhung der Menge des kolloidalen Stickstoffes nach der gewöhnlichen Salkowskischen Methode finden konnten; doch wenn sie den Zinkniederschlag in Essigsäure unter Vermeidung eines Überschusses lösten und dialysierten, so fanden sie den nicht dialysablen Stickstoffanteil beim Karzinom erhöht.

G. H. Dumitescu findet, daß das Verhältnis des kolloidalen Stickstoffes zum Gesamtstickstoff bei Fleischkost bis 2,27% steige, während es bei gemischter Kost, noch mehr bei reiner Milch- und Pflanzenkost abnimmt. Bei Karzinomen steigt das Verhältnis mit der Schwere der Krankheit, ebenso bei Diabetes. (Bestimmungen des kolloidalen Stickstoffes nach der Methode von Seminow mit Zinkchlorid.)

Die so stark verschiedenen Resultate über die Oxyproteinsäure, resp. den Harn-Schwefel und den Kolloidstickstoff mögen wohl in der Verschiedenheit der angewendeten Methoden liegen und in dem Umstand, daß die gefundenen Körper nicht rein dargestellt wurden, sondern oft Harnsäure, Xanthin, Kreatin, muzinöse Substanzen enthielten. Erst in jüngster Zeit haben einerseits Edelbacher, anderseits Freund und Kraft etwas Klarheit in diese Forschung gebracht. Diese letzteren Autoren fanden, daß die als Oxyproteinsäure bekannte Substanz nicht den Eiweißkörpern, sondern dem Harnstoff nahesteht; für das dargestellte Baryumsalz wurde die Formel $C_0 N_{20} O_{10} N_2$ Ba, für die freie Säure $C_{10} N_{22} O_{10} N_3$ gefunden. Die Substanz wurde im Gegensatz zu den bisherigen Untersuchungen schwefelfrei gefunden. Freund und Kraft führen die Angaben der anderen Forscher, daß die Oxyproteinsäure schwefelhältig sei, darauf zurück, daß bei den Darstellungen von allen Autoren nicht vermieden wurde, schwefelhältige Kolloide des Harnes mitzufällen. Die Substanz zeigte keine charakteristische Eiweißreaktion. Bei der Spaltung gewinnt man eine stickstoffhältige, organische Säure vom Schmelzpunkt 260⁰ und Harnstoff. Auch Edelbacher hat bei der Zersetzung der in Frage stehenden Substanz Harnstoff gefunden.

Während die Angaben über den Kolloidstickstoff und Schwefel so widersprechend sind, daß heute die Beziehung dieser Stoffe zum Karzinom vollkommen unklar ist, scheint mir die Oxyproteinsäureforschung sehr aussichtsreich, besonders seit Freund und Kraft gezeigt haben, daß die widersprechenden Angaben darin ihren Grund haben, daß ein Teil der Forscher bei der Darstellung der Säure mangelhafte Methoden angewandt hatten. Der auffallende Zusammenhang der Oxyproteinsäureausscheidung mit der Gravidität und dem Wachstum ist wohl weiterer Bearbeitung bedürftig.

Hier schließen sich noch zwei Arbeiten an. F. v. Falk, Paul, Salomon und Saxl fanden, daß die Menge des peptidartig gebundenen Stickstoffes im Harn Krebskranker gegenüber der Norm vermehrt ist. Die Vermehrung geht parallel der Oxyproteinsäureausscheidung und ist höher als diese. Daraus schließen die Autoren, daß im Harn Krebskranker neben Oxyproteinsäure noch andere Körper in peptidartiger Bindung zu finden seien.

Schumann und Kimmerle berichten über einen kristallisablen, nicht koagulierbaren Eiweißstoff im Harn bei einem Magenkarzinom.

Blumenthal wie Paul Salomon und Saxl finden weiters eine erhöhte Ammoniakausscheidung im Karzinomharn. Hansemann findet diese Erhöhung auch bei anderen Krankheiten, besonders bei akuter gelber Leberatrophie.

Während Blumenthal keine Vermehrung der Xanthinbasen findet, berichtet Brandenburg über eine Erhöhung des Wertes für Xanthinbasen im Harn Karzinomatöser.

Philosophoff berichtet, daß im Harn Krebskranker die Menge der nicht oxydierbaren Stickstoffsubstanzen steige, die bei der Spaltung Aminosäuren geben. Philosophoff führt diesen Befund auf eine spezifische Tätigkeit der Karzinomzelle zurück.

Lewin beschäftigt sich mit der Ausscheidung der aromatischen Substanzen (Phenol, Indican, aromatische Oxysäuren) im Urin Krebskranker und findet bei kachektischen Individuen (negativer Stickstoffbilanz) eine weitaus größere Menge der aromatischen Substanzen im Harn als bei solchen mit positiver Stickstoffbilanz, die keine Kachexie zeigen. Die Vermehrung führt Lewin nicht nur auf Darmfäulnis, sondern auch hauptsächlich auf den bei der Krebskachexie auftretenden toxischen Eiweißzerfall in den Geweben selbst zurück.

Blumenthal findet Skatolkarbolsäure im Harn Krebskranker, Brieger eine Vermehrung von Indoxyl und Phenolen, Senator eine Vermehrung des Indicans. Hans Lipp berichtet über eine vermehrte Uroroseinausscheidung im Harn bei Karzinomen des Verdauungstraktes.

Urobilin und Blutfarbstoff wurden gleichfalls öfter im Harn Karzinomatöser gefunden. Diese Befunde hängen aber so augenscheinlich mit sekundären Erscheinungen dieser Erkrankung zusammen, daß auf diese Befunde hier nicht weiter eingegangen werden soll.

b) Die Kohlehydrate

Die Angaben Damneszy und Pulegnats über eine vermehrte Zuckerausscheidung im Harn Karzinomkranker kann wohl nicht als spezifisch angesehen werden. L. Kast, Hilda Mr. Crole und Victor C. Myers finden diese Ausscheidung des Zuckers überhaupt nicht, während Wellwart in drei Fällen von Magenkarzinom wohl nach Trommer und Nylander eine positive Reaktion findet, doch da die Phenylhydrazinreaktion und Polarisation negativ war, so kann von keinem positiven Zuckernachweis gesprochen werden.

Bei Vornahme der Reaktion auf Azeton beobachtete man auf Zusatz von Lauge und Nitraprussidnation öfter eine Blaufärbung. Das Destillat gibt die Färbung nicht. Durch Oxydationsmittel (Chromsäure, Permanganat) wurde der Träger dieser Reaktion der durch Zusatz von Alkali Schwefelionen bildet, oxydiert. Wellwart schließt durch seine Versuchsergebnisse, daß der schwefelhaltige Stoff durch einen anɔmalen Eiweißkörper gebildet werde und vielleicht dem Cystin verwandt sei.

Blumenthal weist im Anschluß an diese Befunde darauf hin, daß diese blaue Farbe schon beobachtet worden ist und unter dem Namen Tormälensche Farbenreaktion bekannt ist. Diese Reaktion ist von Salkowsky bestätigt und von ihm als Indolreaktion erkannt worden.

Die Reaktion ist auch von Geynek, Wadsak, Jasch und Eppinger bei Melanosarkcm der Leber beobachtet worden.

M. Weiß findet eine vermehrte Urochromogenausscheidung im Harn Karzinomatöser und glaubt, da er gleichzeitig Neutralschwefel in erhöhter Menge findet, an einen Zusammenhang zwischen Neutralschwefel und Urochromogen.

c) Die Fermente

Mit zunehmendem Interesse der Fermentlehre wurde auch im Harn Karzinomatöser nach Fermenten gesucht. Dem Pepsin, resp. seiner verminderten Ausscheidung wurde von einer Anzahl Forschern Bedeutung beigelegt. Masaji Takeda findet, daß das Pepsin im Urin Karzinomkranker fehle, und verwendet dieses Fehlen zu diagnostischen Zwecken. Kozawa kommt zu ähnlichen Resultaten; er weist besonders beim Magenkarzinom auf das Fehlen, resp. auf eine verminderte Pepsinausscheidung im Harn hin. Urobilin und Hämolobin im Harn Krebskranker sind als ein Symptom der Autohämolyse gedeutet. **Blumenthal, v. Noorden, Arthur Katz, F. Grimm** finden reichliche Urobilinausscheidung im Harn Karzinomatöser ohne Bestehen von Icterus. **Alfredo Amrati** findet, daß Karzinomharne eine Umkehr des hämolytischen Quotienten bewirken.

2. Stoffe aus dem Gebiete der anorganischen Chemie

Romleare, Jaccond, Gludzinski, Georg Stricker und **Kurt Huber, Fr. Müller** berichten über eine verminderte Chlorausscheidung im Harn Krebskranker. Bei diesen Untersuchungen wurde aber die Nahrungsaufnahme gar nicht berücksichtigt.

Vogel und **Schuh** finden gleichfalls diese Verminderung. **Schöpp**, der diesen Befund bestätigt, erklärt die Verminderung aus dem Umstand, daß das Kochsalz zum Aufbau der Tumorzellen benötigt (siehe Kap. 1), ein Teil des Kochsalzes aber durch die Krebsjauche ausgeschieden werde.

Gärting macht einen regulären Stoffwechselversuch und findet gleichfalls eine verminderte Kochsalzausscheidung. Auch **Robin**, der die verminderte Kochsalzausscheidung nicht bestätigt, findet Schwankungen, die seiner Meinung nach von der Nahrungseinfuhr abhängig sind. Auch **Unruh** und **Blumenthal** sehen die verminderte Nahrungsaufnahme als Ursache der verminderten Chlorausscheidung an, während **Beneke** die Ursache in der „Verarmung des Organismus der Krebskranken an Chloralkalien" sieht.

Bohne, der die verminderte Chlorausscheidung nur bei vorgeschrittenen Karzinomfällen findet, die oft von Ödemen begleitet sind, macht die Wasserretention für diese Erscheinung verantwortlich. **Landesheimer** erklärte gleichfalls die Chlorverminderung als ein Symptom, das unabhängig vom Karzinom, durch sekundäre Veränderungen des erkrankten Organismus bewirkt wird.

E. M. Royle findet, daß sowohl Chlor wie Natrium verringert ist, daß aber das Natrium in viel größerer Menge retiniert werde als das Chlor und als Natriumphosphat aufgespeichert werde. **Robin** beschäftigt sich mit der Phosphorausscheidung im Karzinomharn. Er findet eine relativ vermehrte Phosphorsäureausscheidung im Verhältnis zur Stickstoffausscheidung nur dann bei Krebskranken, wenn der Tumor langsam wachse und genügend Nahrung zugeführt wird; wenn aber der Tumor rasch wächst und die Ernährung schlecht ist, ist die Phosphorsäureausscheidung merklich vermindert, während die Ausscheidung des Gesamtstickstoffes unverändert bleibt.

Hans Kahle findet eine vermehrte Siliciumoxydausscheidung bei Karzinomkranken im Harne, doch findet er diese erhöhte Ausscheidung auch bei Tuberkulose. Selbst über Veränderungen bei physikalischen Eigenschaften des Krebsharnes finden sich Angaben, die aber bis heute keine Bedeutung erlangten. So findet **Masaji Takeda** beim Magenkrebs die Oberflächenspannung des Harnes deutlich vermehrt.

Viertes Kapitel

Experimentelle chemische Beeinflussung des Karzinomwachstums

Allgemeines

Die Forschung nach den Ursachen des Karzinoms hat von jeher als Ziel die Wachstumsbeeinflussung, als Endzweck die Therapie, eventuell die Verhütung der Rezidiven dieses furchtbaren Leidens gehabt. Von den ältesten Zeiten an finden wir karzinomheilende Mittel angegeben und es würde zu weit führen, alle diese, die größenteils wieder bald in Vergessenheit geraten sind, anzuführen; dagegen sollen alle jene Ergebnisse Berücksichtigung finden, die auch in unserer Zeit in den Kreis experimentell chemischer Forschung in bezug auf das Wachstum des Karzinoms aufgenommen wurden.

Die Versuche sind sehr zahlreich und erstrecken sich auf Stoffe der anorganischen sowie der organischen Chemie, resp. der Biochemie, des Serums und der Organe.

Spezieller Teil

1. Stoffe aus dem Gebiete der anorganischen Chemie

Die Indier wie die Ägypter verwendeten bereits Arsen in der Krebstherapie. Die Araber (Abulcassim und Avicenna) bringen bereits den künstlichen weißen Arsen zur Anwendung. Der Grieche Pedanius Dioskorides und der Römer Aulus Cornelius Celsius berichten ausführlich über die günstige Wirkung des Arsens bei der Krebskrankeit. In Deutschland berichten uns Vertreter der Salersitannischen Schule über die Arsentherapie bei Karzinom und im Jahre 1526 war Hans von Gerßdorf ein eifriger Vertreter dieser Therapie. In der neueren Zeit berichtet Billroth über die günstige Anwendung von Arsen als Solutio Arsenic. Fowleri und Lassar meldet günstige Beeinflussung von Hautkrebsen durch Sol. Arsen Fowleri und einer Arsenpaste. Emil Fischer und Klemperer brachten ein lipoides Arsenpräparat, das Elarsin. Zeller behandelte angeblich mit gutem Erfolg mit einer von ihm hergestellten Paste, die hauptsächlich Arsen enthält, Karzinom. Stundenmayer empfiehlt das Cosmé-Präparat, das zirka 20% Arsen Quecksilber enthält. Leider hielten die Erfolge, die besonders den Zellerschen Angaben folgten, den Nachprüfungen nicht stand.

In neuester Zeit beschäftigte sich Sugiura Kanematsu experimentell mit den Beziehungen des Arsens zum Karzinomwachstum und berichtet, daß sowohl Arsenoxyd wie Arsentrichlorid eine hemmende Wirkung auf das Wachstum experimentell erzeugter Rattengeschwülste ausübe.

Das Jod wurde zu Beginn des 19. Jahrhunderts mit viel Hoffnungen in die Krebstherapie eingeführt. Thiersch versuchte durch arterielle

Injektion von Jod das Wachstum der Karzinome zu hemmen. Luton ersetzte diese Injektionen, die er für sehr gefährlich hielt, durch subkutane Injektionen von Jodtinktur. Er berichtet über sehr günstige Erfolge und wird von Bradley bestätigt.

Klapproth und Ullmann konnten hingegen keine günstige Beeinflussung der Karzinome durch Jod finden. Für die letzteren Befunde sprechen auch die Ergebnisse der experimentellen Forschung von Uhlenhuth, Dold und Rindseil, die bei Anwendung verschiedener Jodpräparate eher eine beschleunigende als hemmende Wirkung auf das experimentelle Karzinom bei Tieren finden. Über ihre Versuche mit Thyreoidin soll an späterer Stelle berichtet werden.

Franz Schuh wendet als erster Liquor natrii silliccii (innerlich) in der Krebstherapie an. Später verwendet R. Faweet Battye Kieselsäure in Pillenform. In Amerika standen die kieselsäurigen Quellen in hohem Ansehen. Zeller empfiehlt die innerliche Verwendung von Natrium und Kalium silicum, Acid silicum als Pulver oder Liquor natrii silicici und kali silicici als Tropfen und kombiniert die Behandlung mit der früher erwähnten Zellerschen Paste.

Über die experimentelle Beeinflussung des Krebses durch Quarz berichtet G. Grosso. Fein gepulverter Quarz begünstigt das Aufgehen intraperitoneal verimpfter Tumoren bei Mäusen und beschleunigt das Wachstum. Es scheint sich aber bei diesen Versuchen um rein mechanische Reizwirkungen des gepulverten Quarzes auf das Peritoneum zu handeln, besonders, da nach Grossos Angaben Lack, Karminpulver, Mäusehaare, Tierkohle dieselbe Wirkung wie Quarz hervorrufen.

Kalk wurde in früherer Zeit nicht als spezifisches Mittel, sondern nur als Ätzmittel beim Karzinom gebraucht und ich erinnere nur an die Wiener Ätzpaste (3 Teile Ätzkali + 2 Teile Calic viva + Alkohol), die noch in jüngerer Zeit in Verwendung stand. Auch in Frankreich und Amerika stand Kalk als Ätzmittel, insbesondere in der Form kohlensauren Calciums und Calciumcarbids in Verwendung.

Als spezifisches Mittel gegen Krebs kam Kalk auch in der Form von Kalkwasser äußerlich und innerlich zur Anwendung. Siegwart und insbesondere Christophorus Casimir Lerche und van Wy traten für Kalkwasser als ein spezifisches Mittel ein. In neuerer Zeit empfiehlt Kalkwasser Röhring, doch nur wegen seiner parasitären Eigenschaft. Auch die experimentellen Versuche mit Tierkrebs sprechen dem Calcium hemmenden Einfluß auf das Karzinom nicht ab. Während G. Körbler keine Beeinflussung des Karzinomwachstums durch parenterale Einverleibung von Calciumionen sieht, kommen Troissier und J. und M. Wolf zu dem Ergebnis, daß man durch Injektionen von $4,8^0/_{00}$ Calciumchloridlösung in der Inkubationsperiode das Aufgehen der Impftumoren 5 bis 10 Tage verzögert und die Zahl der positiven Überimpfungen vermindert wird. Auch Kanematsu Sugiura und Stanley R. Benedikt gaben den hemmenden Einfluß des Calciumchlorids auf Tiergeschwülste an.

In neuester Zeit fand Marcel Händel eine Hemmung des Wachstums des überimpften Mäusekarzinoms durch Calciumfütterung und

A. H. Roffo eine Hemmung der Entwicklung neoplastischer Gewebskulturen durch Calciumchloridlösung.

Den Kalisalzen wurde lange Zeit eine spezifische krebsheilende
Wirkung zugeschrieben, die aber, wie wir später sehen werden, von der
experimentellen Forschung nicht bestätigt werden konnte, ja, es wurde
sogar eine wachstumfördernde Wirkung der Kalisalze experimentell
gefunden. Tedeschi war der erste, der dem Kalium chloricum eine
spezifische Heilkraft zuschreibt und es angeblich mit guten Erfolge bei
Krebsleiden angewendet hat. Mehring, Tussin, Millan und Bascher,
wie Burow, der das Kalium chloricum als Streupulver verwendete,
folgen nach. In neuerer Zeit empfahl Lassar 5%ige Kaliumchloridlösung als therapeutisches Mittel bei Hautkrebs.

Severin Robinsky spricht verschiedenen Kalisalzen überhaupt,
Kalium acet. jodat. chloric. eine spezifische, zerstörende Wirkung auf
Krebszellen zu, doch, wie schon erwähnt, konnte das Experiment diese
Angaben, die wenig wissenschaftlich begründet sind, nicht bestätigen.
Während Körbler keine Beeinflussung durch parenterale Einverleibung
von Kalisalzen findet, berichten C. H. A. Clowes und W. S. Frisbie
über Versuche bei Mäusekrebs, wobei sie eine wachstumfördernde Wirkung
der Kalisalze auf Mäusetumoren beobachteten. Trosier und J. u. M.
Wolf bestätigen diesen Befund; sie finden, daß durch Injektionen einer
$7^0/_{00}$igen Kaliumchloridlösung (im Gegensatz zu Calcium) das Aufgehen
der Mäuseimpftumoren beschleunigt werde und die Zahl der positiven
Überimpfungen vermehrt werde.

Auch L. Negri findet, daß Kalium die Eigenschaft besitzt, das Auftreten der Impftumoren zu beschleunigen.

In neuester Zeit findet Marcel Händel, daß Fütterung mit Kalisalzen das Krebswachstum (Mäusekrebs) beschleunige, und A. H. Roffo,
daß Kaliumchloridlösung die Entwicklung neoplastischer Gewebskulturen
fördere.

Richard Carmichart verwendete Eisencarbonate und Eisenphosphate innerlich, später Rust oxydierte Eisenphosphate und Wattermann phosphorsaures Eisen.

Experimentell konnte die wachstumhemmende Wirkung des Eisens
in der Krebstherapie nicht bestätigt werden. Paul Salomon stellt aus-
gedehnte Versuche beim experimentell erzeugten Mäusekrebs an, doch er
konnte weder bei Verwendung von Ferro- noch Ferrisalzen eine hemmende Wirkung auf die Tumoren beobachten. Auch dem Kupfer wird
seit langem eine karzinomatös hemmende Wirkung zugeschrieben. Jean
Marie Garnet, verwendet erfolgreich Kupfersalze, Gerbier Pillen,
die hauptsächlich Grünspan enthielten; Mittag Injektionen in den
Uterus bei Gebärmutterkrebs.

Der Liquor Koechlin, der lange Zeit als Krebsmittel beliebt war und
unter anderem auch von Velpeau gelobt wird, enthält hauptsächlich
Kupfer. In neuerer Zeit finden Kamenatsu Sugiura und Stanley
Rückgang der Tumoren durch Kupferbeeinflussung. Und A. G. Gelarie
findet, daß die Tumorenmasse unter Kupfertherapie langsamer wachse

und die Schnitte solcher beeinflußter Tumoren bemerkbare Degenerationserscheinungen zeigten. Schließlich finden A. H. Roffo und L. M. Correa
daß Karzinomgewebe elektiv Kupfersulfat- und Kupferselenverbindungen
adsorbiert.

Bereits Galen verwendet Blei als Zusatz von Salben in der Krebstherapie. Goulard verwendete einen „Extrakt Saturni", John Hughes
Benett und Nussbaum Bleiessig. In neuerer Zeit berichten über
experimentelle Versuche Bell und W. Blair. Sie finden Wachstumstillstand und auch Heilung bei Anwendung intravenöser Injektionen
von kolloidalem Blei. Sie nehmen an, daß das Blei sich wahrscheinlich
mit dem Lecithin verbinde, der Lecithingehalt maligner Neoplasmen aber
in direktem Verhältnis zu ihrer Wachstumstendenz stehe. Girard Pierre
und A. Bowell, A. de Coulonet und L. Boez finden Verschwinden
der Tumorplantate nach Zufuhr von Bleinitrat bei Rattentumoren,
doch dürfte es sich bei diesen Tumoren um Sarkome gehandelt
haben.

Die Meldungen günstiger Beeinflussungen der Karzinome durch
Quecksilber müssen mit großer Vorsicht betrachtet werden, da es sich in
diesen Fällen oft um luetische Affektionen gehandelt haben dürfte.

So berichten Rodrigo de Cactio und van Swieten über
günstige Erfolge der Sublimattherapie. In neuerer Zeit wurde Salvarsan,
doch nur mit negativem Erfolge, verwendet.

Auch Gold und Silber wurden in der Karzinomtherapie verwendet.
Silber in der Form von Argentum nitricum von Tiersch und Mosetig.
Das Silber soll sich im Organismus in Chlorsilber umsetzen und als solches
wirken. Über den Einfluß des Goldes, das von Crestien und der Montpelierschen Schule empfohlen, von Velpean negiert wurde (letzterer
verwendete salzsaures Gold), berichten S. Meyer, Fleischer und Leo
Loeb in neuerer Zeit; das Kaliumgoldcyanid übe einen verzögernden
Einfluß auf das Wachstum des experimentell erzeugten Mäusekarzinoms
aus, durch eine Kombination mit Kupfer und Kasein werde diese Wirkung verstärkt.

Endlich berichten N. Laclau und Imaz V. Zappi, daß durch intramuskuläre Injektionen von Selenpräparaten das Karzinomwachstum gehemmt werde, und Ascoli, daß die Vitalität der Tumorzellen durch
Chloropentaminkobald herabgesetzt werde.

2. Stoffe aus dem Gebiete der organischen Chemie

a) Körperfremde Stoffe

Essig wurde von den alten Ägyptern als Krebsmittel verwendet.
Galen verwendete bei jauchenden Krebsgeschwülsten angeblich erfolgreich, Essigdämpfe. Peyrilhe verwendet gleichfalls Essigdämpfe. In
England verwenden Broodbort und Charles Moore Essigsäure. In
Frankreich war der Vertreter dieser Therapie Tillaux, in Österreich
Ullmann. Doch war die Wirkung der Essigsäure nicht spezifisch, es

kann sich nur um antiseptische Wirkung gehandelt haben, denn von demselben Gesichtspunkt aus wurde von Petz Terpentin, von Weinbrenner Salycilpflaster, von Bernhard Ramagin Petroleum verwendet. Im Petroleum wird aber in letzterer Zeit ein karzinomförderndes Mittel gesehen; so berichtet E. L. Kemaway, daß er mit den Produkten des auf 900⁰ erhitzten Petroleums experimentell bei Mäusen Krebs erzeugen konnte.

Der Alkohol, der in früherer Zeit (Benke, Gmelin, Achatius und Gärtner) als Antisepticum bei Karzinom verwendet wurde, wird in neuerer Zeit (Horand, Recamier [Amylalkohol]) wieder verwendet. Tsurusim berichtet, daß subkutane Injektionen von 10%igem Alkohol hemmend auf die Entwicklung der Impftumoren, besonders der Metastasenbildung wirken. Auch die Anilinfarbstoffe (Methylenblau [Einhorn], Karmin und Methylviolett [Mosetig wie Schleich]) werden öfters als spezifisch wirkende Mittel gegen Karzinom angegeben.

Über die hemmende Wirkung des Thiosinamin auf Karzinomgewebe berichtet als erster 1902 Teleky, später, 1913, beschäftigen sich Harry Königsfeld und Carl Prausnitz mit der Wirkung der Thiosinamine auf Mäusekrebs. Sie finden eine wohl deutlich hemmende Wirkung auf Mäusekrebs, aber niemals vollständige Rückbildung desselben. Allylverbindungen, besonders Allylmalonsäure und Allylamin, zeigen dieselbe Wirkung wie Thiosinamin.

Gabriel Falopio verwendet Chinarinde innerlich als spezifisches Krebsheilmittel. Erst in neuerer Zeit wurde das Chinin von Franz Stroné in der Form von Chinin sulfur. äußerlich bei Karzinom therapeutisch wieder verwendet. Stroné berichtet über günstige Erfolge und schreibt dem Chinin eine spezifisch elektive Wirkung auf die Krebszellen zu. Auch Lauris berichtet zu Beginn des 20. Jahrhunderts über günstig beeinflussende Wirkung des Chinins. Er bringt Chininum carbonylatum per injectionem zur Anwendung. Georg Joanowicz bestätigt diese Wirkung des Chinins durch das Experiment. Er findet, daß durch Verfüttern von Chininsulfat und Natriumsalicylat das Wachstum der implantierten Mäusekarzinome gehemmt werde.

Fallopio verwendet Opium als Zusatz zum Arsen bei Krebsbehandlungen. Später berichten über hemmende Wirkungen des Opiums auf Karzinom Grant, Oberteuffer, Stammler; auch Rafael Steidele wie Spengler melden über sichtbare günstige Beeinflussung des Karzinoms durch Opium. Die experimentellen Studien aber konnten die elektive Wirkung des Opiums auf das Karzinom nicht bestätigen. Ch. Miranesu läßt Mäusekarzinomzellen 10 bis 15 Minuten einerseits mit Opium, anderseits mit Chininbisulfat zusammen. Während Chininbisulfat die Übertragbarkeit aufhob, blieb Opium ohne Wirkung.

Georg Joanowicz beschäftigt sich mit der Frage, ob die Alkaloide, die auf junge Zellen eine stark degenerierende Wirkung ausüben, auch Karzinomzellen beeinflussen, und stellt experimentelle Versuche der Wirkung mit Morphin, Cocain, Schleichscher Lösung auf das Wachstum transplantierter Mäusetumoren an. Er findet eine abschwächende Wirkung aller dieser Substanzen, und zwar stieg die abschwächende Wirkung vom Morphin über Schleich zum Cocain.

Die krebsbegünstigende Wirkung des Teers ist klinisch seit langem bekannt. In neuester Zeit hat auch in der experimentellen Krebsforschung durch die Arbeiten des Japaners Yamagiwa Ischikawa der Einfluß des Teers das größte Interesse gewonnen.

Auf die große Literatur des experimentellen Tierkrebs kann leider nicht näher eingegangen werden, resümierend soll nur folgendes erwähnt werden.

Prinzipiell wird von allen Forschern die Möglichkeit, durch Teer Mäusekrebs zu erzeugen, bestätigt, allerdings in der Prozentzahl mit ungleichem Erfolge. Diese Verschiedenheit ist wohl auf die Verschiedenheit der zur Anwendung gelangten Teerarten, der verschiedenen Arten der Vorbehandlung, und vor allem der individuellen Mäusespecies zugeschrieben worden. Auch haben nicht alle Forscher die während des Versuches zugrundegegangenen Tiere in Rechnung gebracht.

Freund und Kaminer haben im Jahre 1918 als einen wirksamen Bestandteil des Teers das Pyridin erkannt. Später haben Bloch und W. Dreyfuß nach wirksamen Bestandteilen gesucht und kamen zu folgenden Resultaten: Die niedrig siedenden Phenole und Basen des Rohteers sind unwirksam, die niedrig siedenden Kohlenwasserstoffe rufen gutartige Geschwulstbildung hervor, die über 300⁰ siedenden Anteile des Teers, die in Benzol löslich sind und von den niedrig siedenden Kohlenwasserstoffen und Basen vollständig abgetrennt sind, rufen auch nach der Destillation Krebs hervor. Es gelingt, mit ihnen in zirka vier Monaten maligne Tumoren zu erzeugen.

b) Das Eiweiß

Über die Beeinflussung des Karzinoms durch Eiweiß oder dessen Abbauprodukte liegen sehr spärlich verwendbare Arbeiten vor. So berichtet Stricker, daß artfremdes Eiweiß einen enzymatischen, lytischen Einfluß auf Karzinomgewebe ausübe.

Im Jahre 1910 berichten Fischer und Wacker, daß sie mittels Indol und Skatol atypische Epithelwucherungen bei Tieren hervorrufen konnten. Und 1911 behaupten L. Wacker und Schminke, daß die Lipoidlöslichkeit charakteristisch für jene Substanzen sei, die atypische Epithelwucherungen erzeugen, und Borst findet, daß unter den lipoidlöslichen Körpern diejenigen die stärkste Wucherung hervorbringen, die den stärksten Säuregrad besitzen.

Auf die Versuche von Eugenio Centani über die Indolchemotherapie wird im Kapitel Ernährung näher eingegangen werden.

Die Mitteilung Österreichs über die günstige Beeinflussung des Karzinoms mit Antihuman (chondroitinschwefelsaures Natrium) hat seither keine Bestätigung oder Stütze gefunden.

c) Die Kohlehydrate

Trotzdem die Anomalie des Kohlehydratstoffwechsels in früherer (Freund) und in neuester Zeit (Freund-Kaminer, Russel, Warburg) für das Karzinom als bedeutungsvoll angesehen war, liegen bezüglich der Beeinflussung des Wachstums experimentell wenig Arbeiten vor.

Schon im Jahre 1912 berichten Freund und Kaminer, daß Karzinomzellen in der Eprouvette aus einem Nährgemisch von Pepton, Zucker, Lecithin und Nuclein hauptsächlich Zucker in der ersten Stunde des Beisammenseins aufnehmen; daß im Gegensatz dazu Sarcom hauptsächlich Pepton absorbieren. Weiters konnten sie zeigen, daß Glykogenlösungen durch Karzinomserum in zirka einer Viertelstunde bei 37⁰ Verzuckerungen zeigen. Das Glykogen wird aber bei längerer Einwirkung des Serums weiter zerstört, da schon nach einer halben bis dreiviertel Stunde selbst die Molische Reaktion im Glykogenkarzinom-Serumgemisch geringer war als in der Kontrolle (Glykogen-Normal Serumgemisch). Das reine Kohlehydrat wurde also zerstört.

Russel hat 1921 gezeigt, daß der karzinomatöse Organismus für Kohlehydrate ein Zerstörungsvermögen besitze. Er weist einen erhöhten respiratorischen Quotienten, wie eine erhöhte Oxydationsgeschwindigkeit von Tumorenemulsionen für Traubenzucker nach.

Warburg findet nun gleichfalls im Jahre 1923, daß Karzinomemulsionen ein erhöhtes Zerstörungsvermögen für Traubenzucker besitzen, daß sie in siebzigmal größerem Masse Zuckerlösung zu Milchsäure zersetzen, als andere Gewebe, mit Ausnahme der Retina.

Die Glykolyse des Karzinomgewebes wird von sehr vielen Autoren, wie Mikenni, Carl Cori und Gerli Corti bestätigt. Wattermann, der gleichfalls die Glykolyse findet, teilt mit, daß Calciumsalze die Glykolyse hemmen. Durch Nierengewebe vermag Wattermann gleichfalls die Glykolyse zu steigern, während Insulin keine Steigerung der Glykolyse hervorzubringen vermag.

Karl Glässner versucht die Milchsäure-Ausscheidung im Harn nach Zuckerinjektionen zur Karzinomdiagnose zu verwenden. — Hier wären noch die Befunde von Fr. Silberstern, Freud und Tibor Révész zu erwähnen. Diese Autoren finden, daß geteerte Mäuse und Hunde gegen Insulininjektionen empfindlicher seien als gesunde. Mit Insulin vorbehandelte Mäuse haben eine längere Latenzzeit bei der Tumorimpfung, die Tumoren bleiben im Wachstum zurück und sind kleiner als bei den Kontrolltieren. Setzt man aber die Insulinbehandlung aus, so erreichen die Tumoren der mit Insulin behandelten Tiere in wenigen Tagen die Größe der Tumoren der Kontrolltiere.

A. Borreell und A. de Culon fanden, daß bei Glykogeninjektionen die mit Karzinom geimpften Tiere rascher an Karzinom zugrunde gingen als die nicht injizierten. Bei Injektionen aber von jodiertem Glykogen sahen sie sogar eine Rückbildung der Tumoren. Die Autoren nehmen zur Erklärung dieses Phänomens an, daß das Glykogen von den Karzinomzellen aufgenommen wird und als Nährmittel ihnen dienend ihr Wachstum fördert, während durch das Jodieren Glykogen nur Transportmittel des Jodes werde, das als solches Nekrosen und Rückbildungen mache. Diese Beobachtung findet eine Analogie in jenen schon oben zitierten Arbeiten von Freund und Kaminer, bei denen im Gegensatz dazu, daß normales Kohlehydrat von Carcinomserum zerstört wurde, Kohlehydrat, das mit pathologischer Daunsäure verkuppelt war, nicht zerstört wurde. Es eröffnet diese Beobachtung auch eine Aufklärung des Paradoxons, das darin liegt, daß nach Warburg die Zuckerzerstörung eine wesentliche Tätigkeit der Carzinomzelle ist, andererseits das Kohlehydrat das Wachstum des Carcinoms begünstigt; die Erklärung liegt darin, daß normales Kohlehydrat zerstört wird, während „pathologisches" Kohlehydrat das Wachstum fördert.

d) Die Fette

Über die Bedeutung der Lipoide und des Cholesterins ist in dieser Arbeit des öfteren schon hingewiesen worden. Experimentell beschäftigten sich Th. Breileford, Robertson und Theodor C. Bornett mit dem Einfluß von Lecithin und Cholesterin auf das Tumorenwachstum. Diese Autoren finden, daß bei Ratten, die mit Flexner-Joblingschem Karzinom geimpft waren, Injektionen von 1%iger Cholesterinlösung eine Beschleunigung des Wachstums und der Metastasenbildung bewirken, während Injektionen von 1%igen Lecithinaufschwemmungen, die Entwicklung des primären Tumors wie die Metastasenbildung hemmen.

Boris Sokoloff stellte die Hypothese auf, daß Fette und Lipoide das Gewebswachstum der Tumoren regulieren. Sehr schwache Ätherlösungen (1,285%) steigern die Vitalität des Tumors bei kurzer Einwirkung des Äthers). Stärkere Ätherlösungen (5%) oder längere Einwirkung vermindert beträchtlich die Virulenz.

e) Die Fermente

Die Fermente, die im menschlichen Organismus vorkommen (besonders Pepsin und Trypsin), wurden in ihrer Wirkung auf das Karzinom untersucht. So berichten Senebier, Jean van Wy, Pierre Terrass, Everad Homme und Lussana wiederholt über günstige Beeinflussung des Karzinoms durch Pepsin. August Stöhr und Billroth schließen sich diesen Angaben an. John Beard empfiehlt bei Karzinomkranken große Dosen von Trypsininjektionen, da Trypsin den Karzinomzellen fehle. Ebenso E. Clarence und Bire, während William Morton sowie Pinkussohn keine Wirkung des Trypsins auf das Karzinom beobachten konnten. Anderseits berichtet A. Rossi über die Heilung eines Plattenepithelkarzinoms des Oberschenkels mittels sechs Injektionen von Trypsin (Dosis 0,035 bis 0,1%).

Joanowicz stellte durch (tryptische?) Verdauung aus malignen menschlichen Tumoren Präparate her, die nach Filtration und fraktionierter Sterilisation eine hemmende Wirkung auf inoperable menschliche Karzinome beobachten ließen. Mit diesen fermentativ gewonnenen kolloidalen Spaltungsprodukten haben Scherber und Lamprecht klinisch die hemmende, manchmal heilende Wirkung dieses Präparates bei Hautkarzinomen bestätigen können.

f) Biologische Stoffe

1. Das Serum. Schon Hippokrates verwendet therapeutisch Gänseblut per os. Später berichten G. Wlaef, D. Villers und Hotmann therapeutische Erfolge bei karzinomatösen Menschen mit Seruminjektionen von Gänsen, die 8 bis 12 Monate der Immunisierung mit malignen Tumoren unterworfen waren.

Eselblut wurde am Ende des 19. Jahrhunderts von Augagneur per injectionem in die Krebstherapie eingeführt. Als Ursache der heilenden Wirkung nimmt der Verfasser die durch die Injektionen hervorgerufene Leukocytose und Entzündung der Geschwulst an. Endlich empfiehlt Kelling Injektionen von defibriniertem Blut zur Verhütung von Reziven bei Karzinomkranken.

Eingehender beschäftigt sich A. Bier mit der Serumtherapie bei Karzinomkranken. Dieser Autor injizierte usprünglich Lammblut (Sarkom), dann Schweineblut (Karzinom) und beeinflußt sekundär durch Hyperaemie günstig das Karzinom.

Anton Stricker bestätigt Biers Angaben therapeutischer Erfolge bei Karzinom mit „karzinomfreiem Serum".

Daß ein Unterschied in dem Verhalten des Normalserums und des Karzinomserums gegenüber Karzinomgewebe besteht, haben schon Freund und Kaminer im Jahre 1909 nachgewiesen und in späteren Arbeiten die chemische Natur dieses verschiedenen Verhaltens zu erklären versucht. Sie fanden, daß im Serum normaler Menschen, d. h. karzinomfreier Menschen, Substanzen vorhanden sind, die in der Eprouvette zerstörend auf die Karzinomzelle wirken. Diese Substanz ist mit Äther extrahierbar. Durch Ausschütteln mit Äther und Aufnahme des Rückstandes in einer 1%igen Natriumcarbonatlösung gewinnt man die ganze Menge der Substanz. Das ausgeschüttelte Serum zeigt keine Wirkung mehr. Die verwendete Natriumcarbonatlösung allein zeigte keine gleichartige Wirkung auf Karzinomzellen. Die Substanz ist nicht dialysabel, im Serum durch kalten Alkohol fällbar. durch Erhitzen auf 55⁰ zerstörbar. Sie ist durch Methylalkohol, Chloroform, Petroläther, Aceton und kalten Alkohol dem Serum nicht entziehbar. Pferde-, Hunde- und Rinderserum enthalten eine Substanz mit analogen Eigenschaften. Kaninchenserum besitzt gleichfalls die Substanz, doch in geringerer Menge. Die Substanz läßt sich als Baryt- und Silbersalz aus Alkohol rein fällen, ist stickstofffrei und eine zweibasische, gesättigte Fettsäure vom Molekulargewicht 500. (Von gesättigten Dicarbonsäuren besitzen Bernsteinsäure, Korksäure und Dekamethylendicarbonsäure karzinolytische Eigenschaften.) Diese Autoren sehen in diesen Säuren als charakteristisch das Vorhandensein der unpaarigen Anzahl der C_2H_4-Gruppe an, besonders da mit Zunahme der C_2H_4-Gruppen die zerstörende Kraft der Fettsäuren zunimmt. Sie ist am geringsten bei der Korksäure (eine C_2H_4-Gruppe), ist größer bei der Bernsteinsäure (drei C_2H_4-Gruppen) und am stärksten bei der Dekamethylendicarbonsäure (fünf C_2H_4-Gruppen). Diese karzinolytische Säuren findet Kaminer im Serum von Säuglingen in exzessiv erhöhter Menge. Auch aus den Organen karzinomfreier Menschen läßt sich die karzinolytische Säure extrahieren, und zwar ist sie nach den Angaben von Kaminer und Morgenstern in der Thymus am reichlichsten vorhanden. Auf die Beziehung der Thymus zum Karzinom soll später noch zurückgekommen werden. Die Säure fehlt außer dem Karzinomserum auch den Prädilektionsstellen für das Karzinom, wie Ulcus cruris, Ulcus ventriculi usw., und kann experimentell durch spezifische Reize, wie exzessive Röntgenbestrahlung, Behandlung durch Teer, Tabaksaft, Ruß, in den Organen resp. im Serum zum Schwinden gebracht werden.

Freund und Kaminer sehen in dem Fehlen dieser Substanz im karzinomatösen Organismus ein der Karzinombildung vorangehendes Moment, eine lokale Disposition.

Die Autoren finden aber neben dem charakteristischen Mangel dieser Substanz auch einen für den karzinomatösen Organismus charakteristischen aktiven Faktor, eine nur im Karzinomserum vorkommende Substanz, die die Karzinomzellen vor der Zerstörung schützt.

Diese Substanz hängt am Euglobulin des Serums, ist phosphorreich und ein Nucleoglobulin. Dieses karzinomatöse Nucleoglobulin unterscheidet sich vom normalen insbesondere durch seinen Gehalt an Kohlehydrat. Der Ätherextrakt des karzinomatösen Euglobulins zeigte einen Gehalt von einer ungesättigten stickstoff-, phosphor- und schwefelfreien Dicarbonsäure mit dem Molekulargewicht 300.

Auch im Experiment wurde ein Unterschied in der Beeinflussung des Karzinomwachstums durch verschiedene Fettsäuren gefunden. So findet Nakahara Waro die Resistenz der Tiere gegen die Karzinomimpfung erhöht, wenn sie 10 Tage vor der Impfung mit Natriumoleat, Ölsäure, Linolensäure injiziert worden waren, während Natriumpalmitat und Natriumoleat die Resistenz nicht beeinflussen. Nach erfolgter Impfung sind auch Injektionen von Natriumoleat, Ölsäure und Linolensäure unwirksam. Derselbe Autor findet auch, daß Mäuse durch intraperitoneale Injektionen von Ölsäure gegen das Auftreten von Spontantumoren resistenter werden. J. Lecloux bestätigt die hemmende Wirkung des ölsauren Natrons. Bei gleichzeitigem Pinseln der Haut mit ölsaurem Natron und Teer wird das Aufgehen der Mäusekarzinome verzögert.

In einer späteren Arbeit finden Freund und Kaminer diese „Karzinomsäure" exzessiv im karzinomatösen Darminhalt und halten sie für ein notwendiges Moment beim Aufbau des Karzinommaterials; sie sehen in dem Vorhandensein dieser Substanz die allgemeine Disposition für das Auftreten des Karzinoms (siehe S. 40).

Neuberg wies einige Monate später als Freund und Kaminer auf chemischen Wege nach, daß Krebszellen durch Normalserum aufgelöst werden. Er findet nämlich am Ende der Einwirkungszeit die Menge des nicht koagulablen Stickstoffes größer als am Beginn. Dementsprechend findet er, daß Krebsserum Krebszellen nicht auflöse, da die Menge des nicht koagulablen Stickstoffes am Ende des Versuches nicht angewachsen war.

G. Volpino berichtet, daß Mäusekarzinome nach siebzigtägiger Aufbewahrung in halberstarrtem Pferdeserum zwar noch übertragbar waren, daß aber die Virulenz der Tumoren abgeschwächt zu sein schien.

Hirschfeld konnte die Beeinflussung des Krebsgewebes durch Normalserum deutlicher und sicherer nachweisen, da nach Einwirkung von Normalserum auf Tumormaterial dieses an Vitalität abgenommen hatte, während das Serum tumorkranker Tiere die Vitalität der Tumoren nicht herabsetzte. Durch Versuche Albrechts und Joanowicz' wird das Vorhandensein eines karzinombegünstigenden Faktors im Karzinomserum bewiesen. Stückchen aus den Randpartien von Tumoren wurden im Plasma des betreffenden Patienten gezüchtet und bei 37⁰ gehalten. Bei dieser Versuchsanordnung erhielten diese Autoren in fünf Fällen Zellvermehrung. Endlich berichtet auch Roda Erdmann, daß sie nur dann bei Reinplantationen Tumoren erzeugen konnte, wenn das Explantat längere Zeit hindurch im Plasma tumorkranker Tiere gezüchtet worden war.

2. Organsubstanzen.   Schon am Beginn des 20. Jahrhunderts berichtet Herbert Snow über Erfolge bei Karzinomkranken mit Lymphdrüsenbehandlung, Georg Mahu über Adrenalinbeeinflussung. Später liegen auch experimentelle Untersuchungen vor. William H. Woglom findet, daß Mäuse gegen Karzinom mittels Milzinjektionen immunisierbar sind, wenn die verwendeten Milzzellen intakt sind. Doch gelingt es ihm nicht, bereits aufgegangene Mäusetumoren zu beeinflussen. Die Schilddrüse wird von A. Foulerton und Ditrich als hemmend auf das Wachstum der Mäusekarzinome angegeben, ebenso die Hypophyse, wie schon früher Robertson und Brunett gefunden haben. Robertson stellt seine Versuche mit Emulsionen des Hypophysenvorderlappens an. In neuerer Zeit hat Seel angegeben, daß die Entstehung von Teerkrebs bei Mäusen durch Verabreichung von Pituglandol verzögert werde.

Foulerton berichtet über den hemmenden Einfluß der Thymusdrüse auf das Karzinomwachstum. Später findet M. Magnini im Experiment, daß bei Ratten nach Thymusabtragung die Tumoren sich rascher entwickeln, besonders wenn die Impfung 10 Tage nach der Abtragung erfolgt. Auch die zuerst mit Thymus vorbehandelten Tiere zeigten einer späteren Geschwulstimpfung gegenüber eine hohe Resistenz.

Kaminer, die ein exzessiv erhöhtes Zerstörungsvermögen für Karzinomzellen bei Säuglingen in den ersten Monaten gefunden hat, bringt diesen Befund in einer Arbeit mit Morgenstern mit der Existenz der Thymusdrüse in Zusammenhang. Diese Autoren finden, daß Extrakte von Kalbthymus wie von menschlicher Thymus ein exzessiv hohes Zerstörungsvermögen für Karzinomzellen besitzen. Beim Kaninchen, dessen Serum nur ein geringes Zerstörungsvermögen für Karzinomzellen besitzt, vermögen sie durch Injektion von Kalbthymus das ursprünglich geringe Zerstörungsvermögen (siehe früher) zu erhöhen. Sie weisen nach, daß die karzinolytische Fähigkeit des Blutes vom Menschen mit Thymuspersistenz wesentlich höher sei als bei Menschen ohne diesen Befund. Bei jungen Hunden gelingt es, durch Entfernung der Thymusdrüse das Zerstörungsvermögen für Karzinomzellen fast auf Null herabzusetzen. Sie ziehen den Schluß, daß ein Zusammenhang bestehe zwischen der karzinomzellzerstörenden Substanz der Thymusdrüse und der karzinomzerstörenden Substanz der normalen Sera, resp. der normalen Organe.

Im Einklang mit den Untersuchungen von Kaminer und Morgenstern stehen die Ergebnisse der experimentellen Forschung von Desider Engel, der findet, daß die Thymus exzessiv hemmend das Wachstum der Mäusekarzinome beeinflusse und die Entwicklung des primären Tumors, wie Metastasenbildung hemme.

Fünftes Kapitel

Beeinflussung des Karzinomwachstums durch die Ernährung

Schon Galen legte auf die Ernährung der Krebskranken viel Gewicht und rät zur Enthaltung von stark gewürzten und sauren Speisen. Diese Galensche Diät preist später Velpeau. Die Ernährung bei Krebserkrankung gewann durch die Diathesenlehre, deren Anhänger die falsche Säftemischung als Grundursache des Karzinoms ansahen, an Bedeutung (Wolf).

Beneke sah in der Anwesenheit nicht oxydierter Albuminate (Überschuß von Phosphorsäure, Kalk, Kalium, Eisen in den Körpersäften), wie in einem Reichtum an Myelin im karzinomatösen Tumor das Grundübel an und gibt zu therapeutischen Zwecken vegetabilische Nahrung an. Schon die Araber machen das Fleisch in der Nahrung für das Karzinom verantwortlich. Iwano Masao findet im Einklang damit, daß Fleischfütterung das Wachstum des Rattenkarzinoms fördere.

Der Nutzen, resp. Schaden von eiweiß-, resp. stickstoffhältigen Nahrungsmitteln bildet auch in der neuesten Zeit mit widersprechenden Resultaten das Substrat mannigfacher Untersuchungen.

Eugen Centani findet, daß bei experimentell erzeugtem Mäusekarzinom aromatische Substanzen, wie Indol und Skatol, mit den Nahrungsmitteln eingeführt, einen fördernden Einfluß auf das Wachstum des Karzinoms haben: auch Tryptophan und an aromatischen Substanzen reiche Nahrungsmittel, wie Reis und Käse, üben einen ähnlichen Einfluß aus. (Anderseits finden dieselben Forscher, daß chemotherapeutische Behandlung mit Indolpräparaten, Arsen, Selen und Quecksilber die Wachstumtendenz der Geschwülste herabsetze!)

E. Sweet, P. Corsonwhite und G. J. Saxon berichten, daß das

Wachstum von Impftumoren bei Verabreichung der Mendel-Osborn-schen Diät (Gluten als einzige Stickstoffquelle) zum Stillstand kam und die Empfänglichkeit für Tumorimpfungen herabgesetzt war. Peylon Rous kommt zu ähnlichen Ergebnissen, während Danysz und Skszynski, die nur mit Mäusekrebs arbeiteten, fanden, daß bei vegetabilischer Kost die Zahl der aufgegangenen Tumoren größer war und diese auch rascher wuchsen. Jacques Cecil Drummond ver-abreichte Nahrung mit niedrigem Stickstoffgehalt; und zwar in Form von Protein mit niedrigem Stickstoffwert und Fehlen der Aminosäuren. Bei genügender Zufuhr von Nahrung wuchs der Tumor trotzdem.

Dem Gelatin schreibt Centani eine wachstumhemmende Wirkung zu.

N. van Allym und S. P. Beebe fanden bei kohlehydratfreier Kost die Impftiere resistent gegen die Impfung.

Joanowicz findet, daß Fleischkost das Sarkomwachstum hemme. Chondrome wurden durch Hafer in ihrem Wachstum gefördert, durch Speckfütterung gehemmt. Durch experimentelle Schädigung des Kohlehydratstoffwechsels treten morphologische Veränderungen in der Leber auf, am stärksten bei Karzinomtieren, am schwächsten bei Sarkomtieren. Joanowicz schließt aus seinen Versuchen, daß die Disposition für die verschiedenen Tumorarten auf verschiedenen Stoffwechselstörungen beruhe.

Marcel Händel und Kenji Tademura finden, daß kohlehydrat-reiche Nahrung das Tumorwachstum fördere, einseitige Eiweißnahrung hemme das Wachstum (siehe S. 2).

Acamatsu und Nobaru finden eine fördernde Wirkung bei Lanolin und Speckfütterung, ein Befund, der durch Iwan Masao gestützt wird, der durch Lanolininjektionen Förderung des Karzinom-wachstums sieht.

Wie früher erwähnt, fanden Freund und Kaminer schon im Jahre 1912, daß Karzinomzellen aus einem Nährgemisch besonders Zucker ab-sorbieren und bei länger andauerndem Versuch zerstören.

In letzter Zeit wurde der Einfluß der Vitamine auf das Karzinom-wachstum studiert. So findet F. Ludwig, daß, wenn man 10 bis 12 Tage Mäuse vitaminfrei füttert, man durch Überimpfen kein Karzinom erzeugen kann. Geht man zur normalen Kost über, so kann man trotzdem bei diesen Tieren keinen Tumor erzeugen; wurden aber Mäuse, nachdem der Tumor bereits aufgegangen war, vitaminfrei genährt, so beeinflußt die vitaminfreie Nahrung das Tumorwachstum in keiner Weise.

Wyard Stanley findet keinen Einfluß von Vitamin A-freier Kost auf das Wachstum des menschlichen Karzinoms; und endlich finden R. D. Passey und J. L. Woodmann keinen Einfluß auf das Tumor-wachstum durch den fettlöslichen Vitamin A-Faktor.

Bezüglich der Anomalien der Verdauung liegt von Zerner und Simon eine Mitteilung vor, daß sich die Reaktion des karzinomatösen Darminhaltes vom normalen dadurch unterscheidet, daß sie schwach sauer sei, und eine spätere Mitteilung von Laufer, daß sie einen gegen die Norm erhöhten Abbau stickstoffhältiger Nahrung aufweise, ohne daß diese Befunde für Karzinom spezifisch sind, da sie ähnliche Befunde bei Tuberkulose erhoben.

Freund und Kaminer haben, wie schon S. 36 erwähnt, später eine charakteristische Anomalie der Darmverdauung des karzinomatösen Organismus gegenüber der des normalen gefunden.

Während normaler Darminhalt aus zugesetztem Fett gesättigte Dicarbonsäuren abspaltet, die die Karzinomzellen lösen, kommt es durch Karzinomdarminhalt zur Abspaltung anormaler ungesättigter Dicarbonsäuren, die die Karzinomzellen gegen die Zerstörung durch Normalserum schützen.

Der Zusatz dieser Säuren zu Normalserum verändert das Nucleoglobulin durch gleichzeitige Bindung an Kohlehydrat derart, daß sich das Serum in seinem Verhalten gegenüber Karzinomzellen, resp. Geweben vom Karzinomserum nicht unterscheiden läßt.

Freund und Kaminer nehmen nun, mit Rücksicht darauf, daß diese Säurespaltung auch ohne direkte Beeinflussung durch den Tumor vor sich geht, an, daß sie die primäre Veränderung sei, der zufolge es im Organismus zu falschen Substanzaufbauvorgängen kommt, die schließlich an Stellen, wo durch Reizvorgänge Verarmung an Lipoid eingetreten ist, ein anormales Aufbaumaterial zur Ergänzung liefern.

Sechstes Kapitel

Zusammenfassung

Soll nun am Schlusse dasjenige kurz zusammengefaßt werden, was man als für das medizinische Aufklärungsbedürfnis des Krankheitsprozesses Wissenswerte heute bezeichnen darf, dann ergibt sich der Reihenfolge gemäß, die hier eingehalten wurde, hauptsächlich folgendes:

I. Eiweißkörper

Die Untersuchungen nach einem besonderen, chemisch andersgearteten Charakter des Krebseiweißes haben kein positives Ergebnis gezeitigt; es wäre denn die Angabe, daß dasselbe gegen Pepsin viel unverdaulicher als gegen Trypsin sei.

Der Reichtum an Nucleoproteid ist wohl auf den Zellreichtum der Tumoren zurückzuführen.

Im Serum des Karzinomatösen findet sich nicht nur (nach den meisten Untersuchern) eine Vermehrung des Globulins gegenüber Albumin, die als gewöhnliche Erscheinung bei Körpersubstanz-Einschmelzung nicht als charakteristisch aufzufassen ist, sondern auch ein spezifisches Nucleoglobulin, das nicht nur eine abnorme Zusammensetzung, sondern auch eine besondere schützende Wirkung für Karzinomzellen gegenüber der zerstörenden Wirkung des Normalserums hat.

II. Kohlehydrate

Karzinomgewebe zeigt nicht nur einen besonders im Vergleich gegenüber Sarkomgewebe hervorstechenden, relativ hohen Kohlehydratgehalt, sondern es haben die Karzinomzellen auch ein starkes Selektionsvermögen für Kohlehydrate.

Mit diesem Befund steht der wachstumsunterstützende Einfluß der Kohlehydratfütterung auf Impfkarzinom in Einklang.

Das in neuerer Zeit besonders genau verfolgte Zerstörungsvermögen der Karzinomzellen für Zucker steht mit diesem Speicherungsvermögen in keinem direkten Widerspruch, wenn man annimmt, daß analog wie im Serum unverändertes Kohlehydrat zerstört wird, aber durch spezifische Säuren verändertes erhalten bleibt.

Die saure Reaktion des frischen Tumorenpreßsaftes dürfte auf dem Gehalt an Milchsäure beruhen, die bei der Zerstörung des Zuckers entsteht.

Das Serum der Karzinomatösen zeigt einen erhöhten Gehalt an Zucker, resp. verzuckerbarem Kohlehydrat. Da bei einem Blutzuckergehalt von 0,2 bis 0,3% kein Zucker in den Urin übertritt, kann dieser Zucker wohl nicht als Stoffwechselabbauprodukt aufgefaßt werden und dürfte mit Rücksicht auf den Kohlehydratreichtum des Tumors eher als Aufbaumaterial anzusehen sein.

III. Fette

Im Tumor findet sich ein auffallender Reichtum an ungesättigter Säure; viel wichtiger als die quantitative Vermehrung erscheint das Vorkommen einer qualitativ abnormen ungesättigten Fettsäure, die mit dem Serum Karzinomatöser, und zwar mit dem Nucleoglobulin derselben spezifische Niederschläge gibt, die besonders kohlehydratreich sind. Im karzinomatösen Serum fehlt eine gesättigte Dikarbonsäure, die im normalen Serum vorhanden ist und die Fähigkeit besitzt, Karzinomzellen zu zerstören; andererseits besitzt das Karzinomserum eine ungesättigte Dikarbonsäure, die Karzinomzellen vor der Zerstörung durch Normal-Serum schützt. Die oben erwähnte gesättigte Dikarbonsäure findet sich auch in den normalen Organen und in besonders hohem Maße in der Thymusdrüse.

Bezüglich der Fette findet sich auch in der Verdauung ein Unterschied, da dieselben im Darme des Karzinomatösen so anormal gespalten werden, daß statt der normalen gesättigten Dicarbonsäure eine anormale ungesättigte Dicarbonsäure entsteht.

IV. Fermente

In Karzinomen wird allgemein die Autolyse vermehrt gefunden.

Die verschiedenen Zellfermente (insbesondere Katalase und Lipase) werden meistens als vermindert angegeben.

Gegen Polypeptide zeigt der Preßsaft ein abnormes Verhalten.

Karzinomserium besitzt ein spezifisches Abbauvermögen gegenüber gekochtem Karzinomgewebe. (Abderhalden-Reaktion.)

Im Serum läßt sich Antitrypsin in vermehrter Menge nachweisen, ohne daß diese Folge von Körpereiweißeinschmelzung als charakteristisch aufzufassen wäre.

V. Anorganische Bestandteile

Die zahlreichen Angaben von Kali- und Kalksalzvermehrung, resp. Verminderung, die Angaben über Vermehrung der verschiedensten Schwermetalle und Metalloide entbehren des Nachweises eines spezifischen Zusammenhanges und können leicht auf Zellreichtum, Zellzerfall und Verwässerung der Tumoren zurückgeführt werden.

VI. Biologische Stoffe

Belassung von Karzinomstückchen im Normalserum schadet deren Übertragsbarkeit. Zusatz von Karzinomplasma zu Transplataten fördert deren Wachstum. Bezüglich der Ernährung geben die Mehrzahl der Autoren an, daß einseitige stickstoffreiche Nahrung das Wachstum des Karzinoms schädigt; Zufuhr von Kohlehydraten und Fetten fördert das Wachstum der Karzinome. Verdauungsprodukte des Karzinomtumors üben bei Injektionen eine destruierende Wirkung auf bestehende Tumoren aus.

Karzinomsera zeigen nach Vermischung mit Tumorenextrakten eine Verminderung der Oberflächenspannung. (Meiostagmin-Reaktion.)

VII. Stoffwechsel

Weder im Grundumsatz, noch in der Stickstoff-Bilanz ist eine charakteristische Anomalie beim Karzinom nachzuweisen; die gefundenen Differenzen sind auf die Kachexie, nicht auf den karzinomatösen Prozeß zu beziehen.

Die Tatsache einer Verdauungsanomalie im Darme jedes Karzinomatösen läßt, da sie auch unabhängig von der Beeinflussung durch den Tumor zu beobachten ist, annehmen, daß die Verdauungsanomalie eine primäre Veränderung ist, durch welche die normale Lipoidsubstanzen in einer für manche Reizungszustände zu geringen Menge in den Organismus kommen, und dafür pathologische Lipoide, die zu falschen Aufbauprozessen mit Eiweißsubstanzen und Kohlehydraten führen (Trübungsniederschlag im Serum), aber an Stellen, die durch Reizung an normalen Lipoidsubstanzen verarmt sind, Material zu falschem Aufbau liefern können.

Literaturverzeichnis[1])

Erstes Kapitel

1. Abderhalden und Florentini Medigreceanu: Zeitschr. f. physiol. Chem., Bd. 60, 1909, und Bd. 69, 1910.
2. — und Pinkussohn: Zeitschr. f. physiol. Chem., Bd. 66, 1916.
3. — und Rona, Peter: Zeitschr. f. physiol. Chem., Bd. 60, 1909.

[1]) Die mit * versehenen Namen sind nach Wolf: Die Lehre von der Krebskrankheit, zitiert.

4. Ascher, Erich: Diss. Berlin, S. 84, 1907.
5. Bang: Hofmeisters Beiträge, Bd. 4, 1904.
6. Barlow, Lazarus: Proc. of the roy. soc. of med., London, Bd. 85, 1912.
7. Beebe, S. P.: Patholog. Soc., October 1905.
8. — Americ. journ. of physiol., Bd. 13, 1905.
9. — und Schaffer, P.: Americ. journ. of physiol., Bd. 13 und 14, 1905*.
10. Bergell, Peter und Dorpinghaus, Th.: Deutsch. med. Wochenschr., Nr. 31, 1905.
11. Besanez, Gorup: Zeitschr. f. rat. Med. Griesinger und Wunderling, 1849.
12. Blumenthal: Med. Klinik, 1905.
13. — Deutsch. med. Wochenschr., Nr. 7, 1905.
14. Brahms, Benno: Zeitschr. f. Krebsforsch., Bd. 16, 1919.
15. — Sitz.-Ber. der Berlin. Akademie der Wissenschaft, 1916.
16. Brault: Le peau de tumeurs basé sur le recherche du glycogène. Paris 1899*.
17. Bruch und Wiggers: Holschers Hannoversche Annalen, Bd. 1, S. 260*.
18. Chisolen, R. H.: Journ. of pathol. a bacteriol., Nr. 17, 1913.
19. Clowes, G. H. und Frisbie, W. S.: Americ. journ. of physiol., Bd. 14, 1905.
20. Concil, Archibald: Journ. of pathol. a bacteriol., Bd. 25, Nr. 2, 1922.
21. Cramer und Pringle, Harrold: Proc. of the roy. soc. of London, Bd. 82, 1910.
22. Cristol: Bull. de la soc. de chim. biol., Bd. 5, 1923.
23. Drummond, Jack Cecil: Biochem. journ., Bd. 10, 1916.
24. — Chem. Zentralbl., Bd. 1, 1916.
25. Falk, Helen Miller und Kanematsu Sugiura: Journ. of biol. chem., Bd. 53, Nr. 1, 1916.
26. Fasal: Biochem. Zeitschr., Bd. 55, 1913, und Wiener klin. Wochenschr., Nr. 27, 1922.
27. Forrai, Elemer: Zeitschr. f. d. ges. exp. Med., Bd. 43, H. 5/6, 1924.
28. Frankel, E. und Wasa Klein: Zeitschr. f. Krebsforsch., Bd. 15, 1921.
29. Freund, Ernst: Verhandl. d. Kongr. f. inn. Med., Wiesbaden, 1889.
30. — und Kaminer, G.: Biochemische Grundlagen der Disposition für Karzinom. Wien: Julius Springer. 1925.
31. Führer: Deutsch. Klinik. S. 222, 1852*.
32. Fulci, Francesco: Gazz. internaz. di med., Nr. 24, 1910.
33. Gierke: Ergebn. d. allg. Pathol. u. pathol. Anat., Bd. 1, 1894; Bd. 2, 1895*.
34. Goodmann, Eduard: Journ. of exp. med., Bd. 15, S. 477—84.
35. Gröbly, W.: Arch. f. klin. Chir., Bd., 115 H. 1/2, 1921.
36. Hess, Leo und Paul Saxl: Wien. klin. Wochenschr., Nr. 21, 1908.
37. — — Beitr. z. Karzinomforsch., H. 1, Wien: Urban u. Schwarzenberg, 1909.
38. Jess: Münch. med. Wochenschr., Nr. 11, 1912.
39. Kagan, Cecilie: Zeitschr. f. Krebsforsch., Bd. 21, H. 2, 1924; Bd. 21, H. 6, 1924.
40. Kocher, R. A.: Journ. of biol. chem., Bd. 22, 1916.
41. Lewenne, P. H.: Zeitschr. f. Biol. Jubelband für C. Voit. Bd. 42, 1901.
42. Loeper, Debray und Tonnet: Cpt. rend. des séances de la soc. de biol., Bd. 85, S. 432, 1921.
43. Loeper, G., Favory und Tonnet, J.: Cpt. rend. des séances de la soc. de biol., Bd. 83, Nr. 23, 1920.

44. **Lubarsch:** Ergebn. d. allg. Pathol. u. pathol. Anat., Bd. 1, 1894*; Bd. 2, 1895.
45. **Maresch, Rudolf:** Münch. med. Wochenschr., Nr. 60, 1913.
46. **Mendeleef:** Cpt. rend. des séances de la soc. de biol., Bd. 90, Nr. 13, 1924.
47. **Minami, Sejo und Warburg, Otto:** Klin. Wochenschr., Jg. 2, Nr. 17, 1923.
48. **Motham, J. J. und Midlesek, Ant.:** Hop., Nr. 19, 1910.
49. **Müller, Eduard:** Zentralbl. f. inn. Med., Nr. 30, 1909.
50. **Müller, Johannes:** Ber. d. kgl. preuß. Akademie d. Wissenschaften, 1836*.
51. **Neuberg:** Berlin. klin. Wochenschr., Nr. 7, 1905.
52. **Neuberg und Milcher, R.:** Zeitschr. f. physiol. Chem., Bd. 42, 1903.
53. **Ostwald, Adolf:** Zeitschr. f. physiol. Chem., Bd. 97, 1916.
54. **Petry:** Zeitschr. f. physiol. Chem., Bd. 27, 1899.
55. —· Hofmeisters Beitr., Bd. 29, 1902.
56. **Powell, White Charles:** Lancet, Bd. 201, Nr. 14, 1922.
57. **Rhodenburg und Krehbiel:** Journ. of cancer research, Bd. 7, Nr. 4, 1923.
58. **Robin, Albert:** Bull. therap. gén., Bd. 165, 1913.
59. — Cpt. rend., Bd. 156, 1913; Bd. 168, 1919.
60. — Zentralbl. f. Physiol. u. Pathol. d. Stoffwechsels, N. F. 6, 1911.
61. **Schöpp:** Zeitschr. f. ration. Med., S. 726, 1849*.
62. **Schützenberger:** Thèse de Paris, S. 60, 1905.
63. **Schuh, Franz:** Erkennen von Pseudoplasmen. Wien, S. 8, 1851*.
64. **Simonini, R.:** Clin. pediatr., Jg. 6, H. 1, 1924.
65. **Solowiew:** Zeitschr. f. Krebsforsch., Bd. 21, H. 6, 1924.
66. **Stepp:** Strahlentherapie, Bd. 10, S. 143, 1920.
67. **Stolzenberg:** Zeitschr. f. Krebsforsch., Bd. 18, H. 1/2, 1921.
68. **Sugiura, Kanematsu:** Journ. of biol. chem., Bd. 53, Nr. 1.
69. **Tadasu, Seirika:** Journ. of biol. chem., Bd. 7, 1910.
70. **Takemura:** Zeitschr. f. physiol. Chem., Bd. 72, 1917.
71. **van d. Velden:** Biochem. Zeitschr., Bd. 9, 1908.
72. **Wattermann, N.:** Arch. néerland. de physiol. de l'homme et des anim., Bd. 5, S. 905—927, 1921.
73. — Biochem. Zeitschr., Bd. 133, H. 4/6, S. 535—597, 1922.
74. **Wells:** Journ. of med. research, 1908.
75. **Willheim, Robert:** Biochem. Zeitschr., Bd. 163, H. 4/6, 1923.
76. **Wolf, Hans:** Zeitschr. f. Krebsforsch., Bd. 3, 1905.
77. — Med. Klinik, Bd. 1, 1905.
78. **Wolf, Maurice:** Cpt. rend. hebdom. des séances de l'acad. des sciences, Bd. 176, Nr. 1923.
79. — Maurice und Troisier, Jean: Cpt. rend. hebdom. des séances de l'acad. des sciences, Bd. 87, Nr. 25, 1922.
80. **Wolter:** Biochem. Zeitschr., Bd. 55, 1913.
81. **Yoshimoto:** Biochem. Zeitschr., Bd. 22, 1909.

Zweites Kapitel

82. **Abderhalden:** Deutsch. med. Wochenschr., Nr. 46, 1912.
83. **Adelmann:** Günzburg. Zeitschr., 1858/59*.
84. **Agagneur:** Le médecine modern., S. 255, 1896*.

85. Allessandri: Soc. ital. Path. Vers. September 1909.
86. Andral Hamathologie patholog. Paris, S. 175, 1843*.
87. Ascoli: Münch. med. Wochenschr., Nr. 2, 1910.
88. — und Izar: Münch. med. Wochenschr., Bd. 8, H. 22 und 41, 1910.
89. Beebe und Schaffer: Americ. journ. of physiol., Bd. 14, 1905.
90. Bergmann: Verhandl. d. Berlin. Ges., 1. VII. 1908.
91. Bernhard: Klin. Wochenschr., Nr. 31, 1924.
92. Biemer: Inaug. Diss., Rostock, 1923.
93. — Deutsch. med. Wochenschr., Nr. 19, 1924.
94. Bier, A.: Münch. med. Wochenschr., Nr. 15, 1901.
95. — Deutsch. med. Wochenschr., Nr. 29, 1907.
96. Bierry, Rathberg und Levina: Cpt. rend. hebdom. des séances de l'acad. des sciences, Bd. 173, S. 56, 1921.
97. Bigelow, Eduard: Boston med. a. surg. journ., Bd. 184, Nr. 18, 1921.
98. Bloor: Journ. of biol. chem., Bd. 25, S. 577, 1906.
99. Brahms: Zeitschr. f. Krebsforsch., Bd. 19, H. 4, 1922.
100. Brault: Le pronostic. de tumeurs basé sur le recherche du glycogène. Paris. 1890*.
101. Braunstein: Deutsch. med. Wochenschr., Nr. 13, 1909.
102. — und Kepinow: Biochem. Zeitschr., Bd. 27, 1910.
103. Brieger und Trebing: Berlin. klin. Wochenschr., Nr. 22, 29, 51, 1908.
104. Carswell: The Cyclopaedie of Practic. med. London, 1843*.
105. Chambres, William: Journ. of biol. chem., Bd. 55, Nr. 2, 1923.
106. Citronblatt: Med. Klinik, 1908. Wratschebnaja gaseta, Nr. 17, 18, 19, 1911.
107. Cramer, W. und Pringle, H.: Proc. Royal Soc. London, Bd. 82, 1910.
108. Crile, W.: Med. journ. a. record., Bd. 73, Nr. 23, 1908.
109. Dehio, K.: St. Petersburg. med. Wochenschr., Nr. 1, 1891*.
110. Deniord: Arch. of internal. med., Bd. 25, S. 32, 1920.
111. Dietrich: Klin. Wochenschr., Jg. 1, Nr. 48, 1922.
112. Engelmann, Fritz: Mitt. a. d. Grenzgeb. d. Med. u. Chir., Bd. 12, H. 3, S. 396.
113. Engel, Carl: Berlin. klin. Wochenschr., 1904.
114. Feigl: Biochem. Zeitschr., Bd. 90, S. 1, 1918.
115. Frank, Erich und Hellmann, Fr.: Berlin. klin. Wochenschr., Nr. 14, 1913.
116. Frankel: Wien. klin. Wochenschr., S. 350, 1911.
117. Fränkel, Ernst: Deutsch. med. Wochenschr., Nr. 12, 1914.
118. — Wien. klin. Wochenschr., Bd. 25, 1911.
119. Freund, Ernst: Allg. Wien. med. Zeit., Nr. 9, 1885.
120. — und Kaminer: Wien. klin. Wochenschr., H. 34, S. 378, 1910; S. 1759, 1911; H. 43, 1912.
121. — — Biochem. Zeitschr., Bd. 26, H. 3/4, 1910; Bd. 46, H. 6.
122. Friedenwald und Grove: Americ. journ. of the med. sciences, Bd. 163, S. 22, 1922.
123. Fulci: Gazz. internaz. med.-chir., Nr. 24, 1920.
124. Gabonoff: Münch. med. Wochenschr., Nr. 30, 1913.
125. Goldberger: Folia serolog., Bd. 7, 1911.
126. Graff, Erwin und v. Zubriezky, J.: Zeitschr. f. Geburtsh. u. Gynäkol., Bd. 72, 1913.
127. Gram, H. C.: Acta med. scandinav., Bd. 56, H. 2, 1922.
128. Grawitz: Deutsch. med. Wochenschr., Nr. 51, 1893.

129. Gröbly: Arch. f. klin. Chir., Bd. 115, H. 1/2, 1921.
130. Gussio: Tumori, Bd. 10, H. 1, S. 1—36, 1923.
131. Halla: Prag. Vierteljahrsschr., Nr. 1, 1846*.
132. Heller: Hellers Arch., Bd. 2, 1846*.
133. Israel: Mitt. a. d. Grenzgeb. d. Med. u. Chir., Bd. 11, H. 2, S. 171.
134. Izar, G.: Wiener klin. Wochenschr., Nr. 33, 1912.
135. Jochmann, G.: Deutsch. med. Wochenschr., Nr. 35, 1910.
136. Kahn: Klin. Wochenschr., Nr. 21, 1924.
137. — und Potthof: 1. Zeitschr. f. d. ges. exp. Med., Bd. 31, H. 3/6, 1923.
138. — — 2. Klin. Wochenschr., Nr. 34, 1922.
139. Kelling: Arch. f. klin. Med., Bd. 80, Nr. 1, 1906.
140. Kepinow: Biochem. Zeitschr., Bd. 27, 1910.
141. Killian, John und Rast, A.: Arch. of internat. med., Bd. 28, Nr. 6, 1921.
142. Klein und Dinkin: Zeitschr. f. physiol. Chem., Bd. 92, 1918.
143. Köhler und Luger: Wien. klin. Wochenschr., Bd. 29, 1912; Nr. 8 1913.
144. Königsfeld und Kabieski: Med. Klinik, Nr. 11, 1915.
145. Kopaczewski: Cpt. rend. hebdom. des séances de l'acad. des sciences, Bd. 179, Nr. 24, 1924.
146. Kraus, R., Pötzl, O. und Ranzi, E.: Wien. klin. Wochenschr., Nr. 22, 1909.
147. Langstaff: Med. chir. transact. London, Bd. 8, 1817*.
148. Langston: Journ. of laborat. a. clin. med., Bd. 7, 1922.
149. Lebert: Traité des maladies cancéreuses. Paris, 1851*.
150. Leyden: Kongr. f. inn. Med., Wiesbaden, 1889*.
151. Leyton, A. S., und Leyton, H. G.: Brit. med. journ., Bd. 31, 1921.
152. Lipowski: Berlin. med. Ges., 15. III. 1899.
153. Loeper, Maurice: 1. Progr. méd., Jg. 47, Nr. 37, 1920.
154. — 2. Cpt. rend. des séances de la soc. de biol., Bd. 38, Nr. 26, 1923.
155. — 3. Presse méd., Jg. 30, Nr. 30, 1922.
156. — Debray und Tonnet: Cpt. rend. des séances de la soc. de biol., Bd. 85, Nr. 27, 1921.
157. — Forestier und —: Presse méd., Jg. 29, Nr. 24, 1921.
158. — und Tonnet, J.: Progr. méd., Jg. 47, Nr. 37, 1920.
159. — — Cpt. rend. des séances de la soc. de biol., Bd. 83, S. 26, 1920.
160. Luger, W., Weiss-Ostborn und Ehrenteil: Zeitschr. f. Immunitätsforsch. u. exp. Therapie, Orig., Bd. 36, H. 1, 1923.
161. Matrei: Pest. med. chir. Presse, Nr. 36, 1885.
162. Manna, Antonio: Ann. di ostetr. e ginecol., 1914.
163. Medak: Biochem. Zeitschr., Bd. 59, 1914.
164. Monakow: Münch. med. Wochenschr., Nr. 42, 1911; Nr. 42, 1913.
165. Moraczewski: Arch. f. klin. Med., Bd. 33, 1897.
166. Neuberg, C.: Biochem. Zeitschr., Nr. 26, 1910.
167. Neugebauer: Münch. med. Wochenschr., Nr. 46, 1910.
168. Le Noire: 1. Arch. des maladies de l'appar. dig. et de la nutrit., Bd. 11, 1921.
169. — 2. Bull. et mém. de la soc. méd. des hôp. de Paris, Bd. 89, 1923.
170. Orlowski: Mitt. a. d. inn. Med. d. med. Militärakademie, 1901.
171. Pfeiffer und Finsterer: Wien. klin. Wochenschr., Nr. 28, 29, 40, 1909.
172. Ransoloff: Journ. of the Americ. med. assoc., Bd. 61, 1913.
173. Ranzi: Wien. klin. Wochenschr., Nr. 40, 1909.

174. Recamier: Recherche sur le traitement du cancer. Paris 1829, Bd. 1 u. 2*.
175. Richarts: Deutsch. med. Wochenschr., Nr. 31 und 35, 1901.
176. Rohdenbrug, G. L. und Krebebiel, O. F.: Journ. of cancer research, Bd. 7, Nr. 4, 1922.
177. Roffo und Barbará: Boll. dell'inst. de med. exper., Jg. 1, Nr. 4, 1925.
178. Rokitansky: Handbuch der pathologischen Anatomie, Bd. 1, S. 342, 424 und 552.
179. Rosenthal, Zeitschr. f. Immunitätsforschung, Org. 14, 1912.
180. Rubino und Farmachides, G.: Rif. med., Bd. 20, Nr. 49.
181. Russel: Brit. journ. of exp. pathol., Bd. 1, 1920; Bd. 3, 1922.
182. Schuh: Über die Erkenntnis von Pseudoplasmen. Wien, 1851*.
183. Simon: Southern. med. journ., Bd. 16, 1923.
184. Spence, J. C.: Quart. journ. of med., Bd. 14, 1914; Bd. 26, 1922.
185. Stricker, Anton: Deutsch. med. Wochenschr., Nr. 38, 1907.
186. Takemura: Biochem. Zeitschr., Bd. 25, 1910.
187. Theis, Ruth, C. and R. Benedict Stanley: Journ. of cancer research, Bd. 8, Nr. 4, 1924.
188. Trinkler: Zentralbl. d. med. Wissenschaft, Nr. 27, S. 486, 1890*.
189. Virchow: Virchows Arch. f. pathol. Anat. u. Physiol., Bd. 1, S. 112.
190. Vorschütz, Johann und Vorschütz, Joseph: Deutsch. med. Wochenschr., Nr. 26, 1920.
191. Weinberg und Ugo Mello: Cpt. rend. des séances de la soc. de biol., Bd. 67, 1909.
192. Wiener und v. Torday, A.: Zentralbl. f. inn. Med., 1908.
193. Wratscheknaya: Gazette, Nr. 14, 1911.
194. Zerner: Zeitschr. f. Krebsforsch., Bd. 19, 1922.

Drittes Kapitel

195. Amati, Alfredo: Policlinico, sez. prat., Jg. 29, H. 9, 1921.
196. Aronsohn: Verhandl. d. 23. Kongr. f. inn. Med., 1906.
197. — Zeitschr. f. klin. Med., Bd. 61, S. 153, 1906.
198. Benke: Pathologie des Stoffwechsels. Berlin, 1874*.
199. Blumenthal: Verhandl. d. deutsch. Krebskomitees, 19. III. 1904.
200. — Enz. Jahrb., Bd. 31, S. 229.
201. — Med. Klinik, Nr. 1, 1905.
202. Böhm: Fortschr. d. Med., Nr. 4, 1897*.
203. Boehme, Swart, P. S. und Terwen, A. J. L.: Münch. med. Wochenschr., S. 61, 1914.
204. Braunstein: Zeitschr. f. Krebsforschung, Nr. 1, 1904.
205. Brieger: Zeitschr. f. physikal. Chemie, Bd. 2, 1907.
206. Cafurio, Luigi: Berlin. klin. Wochenschr., Nr. 48, 1911.
207. Cario: Inaug.-Diss., Göttingen, 1888*.
208. Champonier, Lucas: Bull. de chirurg., S. 495, 1893.
209. Cramer und Pringle: Proc. of the roy. soc. of London, Ser. B., Bd. 82, 1907.
210. — — Chem. Zentralbl., Bd. 2, 1910.
211. Damask, Manfred: Wiener klin. Wochenschr., Nr. 28, 1915.
212. Damneszy und Pulegrat: Bull. de therap., Bd. 63.
213. Dozzi, L.: Gazz. degl. osped. e delle clin., Bd. 97, 1913.
214. Dumitescu, G. H.: Chem. Zentralbl., Bd. 2, 1913.
215. Edelbacher: Biochem. Zeitschr., Bd. 153, 1922.

216. Einhorn, M., Kahn, M. und Rosenbloom, J.: Arch. f. Verdauungs-krankh., Nr. 17, 1911.
217. Falk, Salomon und Saxl: Med. Klinik, Nr. 6, 1910.
218. Fasiani: Arch. pour. l. scienc. med., Bd. 36, S. 430—51, 1912.
219. Freund und Kraft-Sittenberger: Biochem. Zeitschr., Bd. 136, H. 1/2, 1923.
220. Gärting: Dissertation, Berlin, 1890.
221. Gluczinsky: Berlin. klin. Wochenschr., Nr. 15, 1887*.
222. Gottlieb und Bondczynski: Zentralbl. f. d. med. Wissensch., Nr. 33, 1897.
223. Grimm, F.: Virchows Arch. f. pathol. Anat. u. Physiol., Bd. 132, 1893*.
224. Jacobi: Gaz. des hôp., 1884.
225. Jess: Münch. med. Wochenschr., Jg. 68, Nr. 11, 1921.
226. Kahle: Münch. med. Wochenschr., Bd. 61, 1914.
227. Kanematsu, Takeda: Deutsch. med. Wochenschr., Nr. 36, 1910.
228. Kast, Ludwig, Hilda Croll und Myers, C.: Journ. of laborat. a. clin. med., Bd. 8, Nr. 4, 1923.
229. Katz: Wien. med. Wochenschr., Nr. 28, 32, 1892.
230. Kenyi, Kojo: Zeitschr. f. physiol. Chem., Bd. 73, 1911.
231. Klemperer: Chem. Ann., Nr. 16, 1891.
232. — und Müller: Internat. Kongr., Wiesbaden, 1887.
233. Kornikoff: Russki Wratsch, S. 927, 1913.
234. Kozawa: Interne Beitr. z. Pathol. u. Therapie der Ernährungsstörungen, Bd. 4, 1913.
235. Leverett, Dale: Journ. of med. research, Bd. 32, 1915.
236. Lewin, C.: Salkowsky-Festschrift, S. 225—237, 1904.
237. — Deutsch. med. Wochenschr., Nr. 34, 1905.
238. Lieblein, Victor: Zeitschr. f. Krebsforsch., Bd. 9, H. 3, 1910.
239. Lipp, Hans: Med. Klinik, Nr. 12, 1916.
240. Medinaveita: Chem. Zentralbl., Bd. 4, 1919.
241. Mancini, Stefano: Deutsch. Arch. f. klin. Med., Bd. 103, 1911.
242. Marendusso: Rif. med., Bd. 29, Nr. 42, 1913.
243. Masaji, Takeda: Biochem. journ., Bd. 2 und 3, 1922.
244. Mazzitelli, M.: Rif. med., Bd. 38, 1913.
245. Müller, Fr.: Zeitschr. f. klin. Med., Bd. 16, 1889.
246. v. Noorden: Lehrbuch von der Pathologie des Stoffwechsels. Berlin, 1893.
247. Ordway, Th. und Morris: Journ. of. med. research, Bd. 28, 1913.
248. Pasetti, Egon: Wien. klin. Wochenschr., Nr. 24, 1911.
249. — Tumori, S. 181—201, 1913.
250. Philosophoff: Russki Wratsch, Nr. 51, 1910.
251. Pregl: Pflügers Arch. f. d. ges. Physiol., Bd. 75, S. 87, 1899.
252. Pribram, E.: Wien. klin. Wochenschr., Nr. 24, 1911.
253. Pulegrat: Journ. of Bruxelles, Bd. 37.
254. Reid, W. S.: Med. Chronik, Nr. 24, 1913, und Nr. 27, 1915.
255. Robin, Albert: Gaz. de Paris, Nr. 35, 1884.
256. — Cpt. rend., Bd. 156, 1913.
257. — Biochem. Zentralbl., Bd. 16, 1914.
258. — Bull. gen. de therap., Nr. 167, 1914.
259. Rhodenburg, G. L. und Krehbiel, O. F.: Journal of cancer research, B. 7, Nr. 4, 1924.

260. Romani, Mario: Giorn. di clin. med., Jg. 3, H. 2, 1922.
261. Romleare: 1. Journ. of med. de chirurg. et de pharmac. de Bruxelles, 1889.
262. — 2. Bull. de l'acad. de med. de Belgique, Nr. 25, 1882; Nr. 10, 1883.
263. Russel, R. G.: Brit. journ. of exp. pathol., Bd. 3, Nr. 1, 1922.
264. — und Woglam: Brit. journ. of exp. pathol., Bd. 1, Nr. 5, 1920.
265. Salkowski: Berlin. klin. Wochenschr., Nr. 47, 1910.
266. Salomon und Saxl: Berlin. klin. Wochenschr., Nr. 42, 47, 51, 1910; Nr. 42, 51, 52, 1915.
267. Saxl, Paul: Biochem. Zeitschr., Bd. 55, 1913.
268. Schöpp, A. W.: Inaug.-Diss., Leipzig, 1887*.
269. Schumann und Kimmerle: Zeitschr. f. phys. Chemie, Nr. 92, 1914.
270. Semenow: Berlin. klin. Wochenschr., Nr. 50, 1913.
271. Senator: Zentralbl. f. inn. Wissenschaften, 1887*.
272. Selli: Riv. venet. di scienze med. 16, 31, 1899.
273. Stricker und Hüber: Zeitschr. f. klin. Med., Bd. 12.
274. Tademura, Kenji, Hola und Homma: Biochem. Zeitschr., Bd. 137, H. 4/6, 1923.
275. Takeda, Masaji: Journ. of biochem., Bd. 2, Hr. 3, 1923.
276. Thiciar und Kirmisson: Sem. méd. de Paris, Nr. 17, 1885.
277. Töpfer: Wien. klin. Wochenschr., Nr. 3, 1892.
278. Troisier, Jean und Wolf, Maurice: Cpt. rend. des séances de la soc. de biol., Bd. 87, Nr. 25, 1922.
279. Unruh: Virchows Arch. f. pathol. Anat. u. Physiol., Bd. 48, 1869.
280. Virchow: Virchows Arch. f. pathol. Anat. u. Physiol., Bd. 111, 1886*.
281. Vogel und Schuh: Zeitschr. f. rationelle Med., N. F., Bd. 4, 1854*.
282. Wattermann und Dircken: Arch. néerland. de physiol. de l'homme et des anim., Bd. 5, 1921.
283. Wallersteiner: Arch. f. klin. Med., Bd. 116, S. 145—87.
284. Warburg, Otto und Seigo, Minami: Klin. Wochenschr., Jg. 2, Nr. 17, 1923.
285. Weiß, M.: Biochem. Zeitschr., Bd. 134, 1923.
286. Wellwart: Münch. med. Wochenschr., Nr. 63, 1916.
287. Wells und Long: Zeitschr. f. Krebsforsch., Bd. 12, 1913.
288. Widal: Arch. prog. de med. 1899.

Viertes und fünftes Kapitel

289. Abulkassim und Avicenna: Cancer, Lib. II, tract. VI, Cap. 49*.
290. Akamatsu und Nobaru: Transact. of the Japan. pathol. soc., Tokyo, Bd. 11, 1921.
291. Albrecht, Paul und Joannovicz, Georg: Wien. klin. Wochenschr., Nr. 26, 1913.
292. Allhym, Ness van und Beebe, P. S.: Journ. of med. research, Bd. 29, 1913.
293. Ascoli, M.: Zeitschr. f. Krebsforsch., Bd. 21, H. 2, 1924.
294. Bell, W. Blair: Lancet, Bd. 203, Nr. 20, 1922.
295. Benke: Arch. f. wissenschaftl. Heilk., S. 454, 1865*.
296. Billroth: Wien. med. Wochenschr., Nr. 44, 1871*.
297. Bernhard: Lancet, Bd. 1, 1902.
298. Bloch und Dreifuß: Schweizer med. Wochenschr., Jahrg. 51, Nr. 45, 1921.

299. Blumenthal, Leo: Zeitschr. f. Krebsforsch., Bd. 20, H. 1/2, 1923.
300. Borrel und Coulon: Cpt. rend. des séances de la soc. de biol., Bd. 86, Nr. 18, 1922; Bd. 87, Nr. 35, 1922.
301. Borst: Verhandl. d. internat. Pathol.-Kongr., 1911.
302. Brahms: Sitzungsber. d. preuß. Akad. d. Wiss., S. 680—682, 1910.
303. Brailefort, Robertson und Bornett: Journ. of exp. med., Bd. 17, 1913.
304. Brancati: Tumori, Jg. 9, H. 1, 1922.
305. Braunstein, A.: Berlin. klin. Wochenschr., Nr. 48, 1911.
306. Broadbart: Brit. med. journ., November 1866*.
307. Burow: Berlin. klin. Wochenschr., Nr. 6, 1873.
308. Centani: Pathologica, Bd. 4, 1912.
309. — Tumori, Bd. 2, H. 3, 1912.
310. — Rincioni Soc. Ital. de Pathol., März 1913.
311. — and Broking: Cpt. rend. des séances de la soc. de biol., Bd. 73, 1912.
312. Clowes, G. H. und Frisbie, W. S.: American Journal of physiol., Vol. 14, 1905.
313. Cori, Carl und Gerti, Corti: Proc. of the soc. f. exp. biol. a. med., Bd. 22, 1925.
314. Danycz und Sksynski: Cpt. rend. des séances de la soc. de biol., Bd. 74, 1913.
315. Drummond: Biochem. journ., Bd. 11, 1918.
316. — Chem. Zentralbl., Bd. 2, 1918.
317. Einhorn: Deutsch. med. Wochenschr., Nr. 18, 1891.
318. Engel, Desider: Zeitschr. f. Krebsforsch., Bd. 19, H. 5/6, 1923.
319. Erdmann Roda: Zeitschr. für Krebsforschung, Nr. 20, 1923.
320. Fischer, Emil und Klemperer: Therapie der Gegenwart, 1913.
321. Flexner, Simon: Zentralbl. f. allg. Pathol. u. pathol. Anat., Bd. 18, Nr. 7, 1907.
322. Freund und Kaminer: Wien. klin. Wochenschr., H. 34, 1910; H. 43, 1912; H. 6 und 25, 1913; H. 14, 1914.
323. — — Biochem. Zeitschr., Bd. 26, H. 3/4, 1910; Bd. 46, H. 6, 1912; Bd. 112, H. 1/3, 1920; Bd. 149, H. 3/4, 1924.
324. — — Biochemische Grundlagen der Disposition für Karzinom. Wien 1925.
325. Foulerton, G. R.: Arch. of the Middle sen. Hosp., Bd. 4, 1904.
325. Gellari: Brit. med. journ., Bd. 2, 2. VIII. 1913.
327. Gellhorn: Journ. of Americ., 27. IV. 1907.
328. — Münch. med. Wochenschr., 17. X. 1907.
329. — Zentralbl. f. Gynäkol., Nr. 25, 1911.
330. Girard Pierre: Cpt. rend. des sc. de la soc. de biol., Bd. 88, Nr. 7, 1923.
331. Glaeßner Karl: Klin. Wochenschr., 4. Jahrg., Nr. 39, 1925.
332. Gram: London med. journ., Bd. 6, S. 1.
333. Grillo: Sez. prat., Nr. 32, 1912.
334. Grosso: Pathologica, Nr. 10, H. 7, 1918.
335. Händel, Marcel: Zeitschr. f. Krebsforsch., Bd. 21, H. 4, 1924.
336. — und Tadenuma: Zeitschr. f. Krebsforsch., Bd. 21, H. 4, 1924.
337. Hartmann: Cpt. rend. des séances de la soc. de biol., Bd. 81, 1918.
338. — und Botello: Cpt. rend. des séances de la soc. de biol., Bd. 81, 1918.
339. Hirschfeld: Zeitschr. für Krebsforschung, Bd. 11, 1912.

340. Horand: Journ. of practic., 7. V. 1910.
341. Joannovicz: Wien. klin. Wochenschr., Nr. 29, 1911; Nr. 26, 1913;
Nr. 29, 1916; Nr. 30, 1920.
342. Kaminer: Wien. klin. Wochenschr., Jg. 29, H. 13, 1916.
343. — und Morgenstern: Wien. klin. Wochenschr., Jg. 30, H. 2, 1917.
344. — — Biochem. Zeitschr., Bd. 84, H. 5/6, 1917.
345. Kelling: Wiener klin. Wochenschr., Nr. 30, 1903, und Zeitschr.
für Krebsforschung, Bd. 6, 1908.
346. Kemaway, E. L.: Brit. med. journ., Nr. 3366, S. 1—4, 1925.
347. Königsfeld und Prausnitz: Deutsch. med. Wochenschr., Nr. 39
und 50, 1913.
348. Körbler: Cpt. rend. des séances de la soc. de biol., Bd. 92, Nr. 8, 1924.
349. Laclau, N. und Zappi: Cpt. rend. des séances de la soc. de biol.,
Bd. 92, Nr. 10, 1920.
350. Lamprecht: Dermatol. Zeitschr., Bd. 11, 1921.
351. Lassar: Berlin. klin. Wochenschr., Nr. 23, 1893*.
352. Laufer: Zeitschr. für diätetisch - physikal. Therapie, Bd. 5, H. 6.,
1901/2.
353. Lecloux: Cpt. rend. des séances de la soc. de biol., Bd. 91, Nr. 33,
1924.
354. Lewin: Therapie d. Gegenw., S. 403, 1912.
355. Ludwig, F.: Schweiz. med. Wochenschr., Jg. 54, Nr. 10, 1924.
356. Maguini: Tumori, Bd. 2, S. 325—35, 1912.
357. Masao, Iwan: Biochem. journ., Bd. 4, Nr. 3, 1920.
358. Meyer, Fleischer and Loeb: Journ. of exp. med., Bd. 20, 1914.
359. Minami, Seigo: Biochem. Zeitschr., Bd. 142, 43/4, 1923.
360. Miranesu: Cpt. rend. des séances de la soc. de biol., Bd. 158, Nr. 17,
1914.
361. Moore: Brit. med. journ., 9. II. 1867*.
362. Morton: Med. journ. a. record, 8. XII. 1906.
363. Mosetig-Morhof: Med. Klinik, Nr. 13, 1907.
364. Nakahara, Waro: Journ. of exp. med., Bd. 40, Nr. 3, 1924; Bd. 41,
Nr. 2, 1924.
365. Negri, L.: Cpt. rend. des séances de la soc. de biol., Bd. 86, Nr. 14,
1924.
366. Oesterreich: Zeitschr. f. Krebsforsch., Nr. 11, 1911.
367. Oppolzer und Bochdalek: Prager Vierteljahrsschr., Bd. 2, 1845.
368. Passey und Woodmann: Journ. of pathol. a. bacteriol., Bd. 28,
Nr. 2, 1925.
369. Pincus: Med. Klinik, Nr. 28—29, 1907.
370. Rapp: Münch. med. Wochenschr., Bd. 61, 1904.
371. Recamier: Krebskongr., S. 180, Paris, 1910.
372. Reding und Ductin: Cpt. rend. des séances de la soc. de biol., Bd. 88,
Nr. 4, 1923.
373. Robertson, Brailsford und Ray: Journ. of cancer research, Bd. 6,
Nr. 1, 1921.
374. — und Brunett: Journ. of exp. med., Bd. 21, 1915.
375. Roffo: Boll. dell'istit. de med. exp., Jg. 1, Nr. 5, 1925.
376. — und Correa: Boll. dell'istit. de med. exp., Jg. 1, Nr. 2, 1924.
377. Rossi: Morgagni, Nr. 8, 1909.
378. Rous: Journ. of exp. med., Bd. 20, 1914.
379. Russel: Brit. journ. of exp. pathol., Bd. 1, 1921; Bd. 3, 1922.

380. Salomon: Cpt. rend. des séances de la soc. de biol., Bd. 86, Nr. 4, 1922.
381. Scherber: Wien. klin. Wochenschr., Nr. 30, 1920.
382. Schleich: Med. Klinik, Nr. 10, 1907.
383. Schwalbe: Virchows Arch. f. pathol. Anat. u. Physiol., Bd. 54, 1872*.
384. Seel: Zeitschr. f. Krebsforsch., Bd. 22, H. 1, 1924.
385. Shirlaw: Med. chir. journ., Nr. 33, 1914.
386. Silberstern, Freud und Revész, Tibor: Wien. klin. Wochenschr., Jg. 38, Nr. 13, 1923.
387. Sokoloff, Boris: Cpt. rend. des seances de la soc. de biol., Bd. 85, Nr. 31, 1921.
388. Spengler: Günsburg Zeitschr., Bd. 7, Nr. 1, 1922.
389. Stanley, W.: Lancet, Bd. 202, Nr. 17, 1922.
390. Stöber und Wacker: Münch. med. Wochenschr., Nr. 18, 1910.
391. Strebl, W. A.: Münch. med. Wochenschr., Nr. 11, 1907.
392. Stroné: Med. Klinik, Nr. 14, 1909.
393. Stundenmayer: Münch. med. Wochenschr., Nr. 59, 1912.
394. Sugiura, Kanematsu, Helen Miller Noyes und G. Falk:
395. Journ. of cancer research, Bd. 6, Nr. 4, 1922.
396. — und R. Benedict Stanley: Journ. of cancer research, Bd. 7, Nr. 4, 1923.
397. Sweet Corson White Saxon: Journ. of biol. chem., Bd. 15, 1913.
398. Teleky: Wien. klin. Wochenschr., Nr. 8, 1902.
399. Thiersch: Bull. gen. de therap., April 1874*.
400. Tillaux: Bull. gen. de therap., 30. X. 1867.
401. Troisier, J. und Wolf, M.: Cpt. rend. des séances de la soc. de biol., Bd. 86, Nr. 42, 1922; Bd. 87, Nr. 25, 1922.
402. Tsurumi: Ann. de l'inst. Pasteur, Bd. 30, 1916.
403. Uhlenhuth, Dold und Rindseil: Zentralbl. f. Bakteriol., Parasitenk. u. Infektionskrankh., Abt. 1, Orig., S. 122—25, 1912.
404. Ullmann: Wien. med. Presse, 5. II. 1868.
405. Volpino: Pathologica, Nr. 2, 1910.
406. Wacker und Schminke: Münch. med. Wochenschr., Nr. 30/31, 1911.
407. Warburg: Biochem. Zeitschr., Bd. 142, 41/3, 1923.
408. — und Minami: Klin. Wochenschr., Jg. 2, Nr. 17, 1923.
409. — Otto, Possener und Negelein: Biochem. Zeitschr., Bd. 151, 1924.
410. Wattermann, N.: Arch. néerland. de physiol. de l'homme et des anim., Bd. 9, H. 4, 1924.
411. Weinbrenner: Münch. med. Wochenschr., Bd. 61, 1919.
412. Werner: Mitt. a. d. Grenzgeb. d. Med. u. Chir., Bd. 26, H. 1, 1908.
413. Wlaef, G.: Cpt. rend. des séances de la soc. de biol., Bd. 52.
414. Woglom: Journ. of cancer research, Bd. 7, Nr. 2, 1913.
415. — Journ. of exp. med., Bd. 12, 1910.
416. Yamagiwa und Ishiwara: Virchows Arch. f. pathol. Anat. u. Physiol., Bd. 233 und 245, 1915.
417. Zangemeister: Deutsch. med. Wochenschr., S. 2019, 1908.
418. Zeller: Münch. med. Wochenschr., Jg. 59, Nr. 34, 1912.

Gynäkologische Operationen. Von Geh. Medizinalrat Prof. Doktor med. **Karl Franz,** Direktor der Universitäts-Frauenklinik der Charité in Berlin. Mit 152 zum großen Teil farbigen Abbildungen. 290 Seiten. 1925. Gebunden RM 69.—

Aus dem Inhalt:

Die Ovarialtumoren. — Die entzündlichen Adnextumoren. — Die Bauchfelltuberkulose und die tuberkulösen Adnexerkrankungen. — Die Extrauteringravidität. — Die klimakterischen Blutungen. — Die vaginale Totalexstirpation. — Das Myom. — Das Collumcarcinom. — Collumcarcinom und Gravidität. — Das Scheidencarcinom. — Das Corpuscarcinom. — Die Vulvarcarcinome. Die Blasenscheidenfisteln . . . . . .

Die Differentialdiagnose zwischen Magengeschwür und Magenkrebs. Die pathologische Anatomie dieser Erkrankungen in Beziehung zu ihrer Darstellung im Röntgenbilde. Von Prof. Dr. **V. Schmieden.** (Sonderabdruck a. d. Arch. f. klin. Chirurgie, Band 96.) Mit 42 Textfiguren. 92 Seiten. 1911. RM 3.—

Die Krankheiten des Magens und Darmes. Von Dr. **Knud Faber,** o. Professor an der Universität Kopenhagen. Aus dem Dänischen übersetzt von Prof. Dr. H. S c h o l z, Königsberg i. Pr. (Fachbücher für Ärzte, Band X.) Mit 70 Abbildungen. 289 Seiten. 1924. Gebunden RM 15.—

Die Bezieher der „Klinischen Wochenschrift" erhalten die „Fachbücher" mit einem Nachlaß von 10 Prozent.

Praktikum der Gewebepflege oder Explantation besonders der Gewebezüchtung. Von Dr. phil. **Rhoda Erdmann,** Privatdozent der Philosophischen Fakultät an der Friedrich Wilhelms-Universität zu Berlin. Mit 101 Textabbildungen. 126 Seiten. 1922. RM 6.—

Die Abderhaldensche Reaktion. Ein Beitrag zur Kenntnis von Substraten mit zellspezifischem Bau und der auf diese eingestellten Fermente und zur Methodik des Nachweises von auf Proteine und ihre Abkömmlinge zusammengesetzter Natur eingestellten Fermenten. F ü n f t e Auflage der „Abwehrfermente". Von Prof. Dr. med. et phil. h. c. **Emil Abderhalden,** Direktor des Physiologischen Instituts der Universität Halle a. S. Mit 80 Textabbildungen und 1 Tafel. 578 Seiten. 1922. RM 13.25

Die Abderhalden-Reaktion mittels der quantitativen „Interferometrischen Methode" nach **P. Hirsch-Jena.** Ergebnisse zehnjähriger Anwendung von Dr. **Paul Hirsch,** Professor an der Universität Jena. (Sonderdruck aus „Klinische Wochenschrift", 4. Jahrg., Nr. 28/29). 40 Seiten. 1925. RM 1.50

Abhandlungen aus dem Gesamtgebiet der Medizin

Unter ständiger Mitwirkung des Lehrkörpers der Wiener medizinischen Fakultät
herausgegeben von der Schriftleitung der Wiener klinischen Wochenschrift

Die Bluttransfusion. Von Privatdozent Dr. **Burghard Breitner,** I. Assistent der I. chirurgischen Universitätsklinik in Wien. Mit 24 Textabbildungen. 118 Seiten. 1926. 11.70 Schilling, 6.90 Reichsmark

Die paravertebrale Injektion. Anatomie und Technik, Begründung und Anwendung. Von Dr. **Felix Mandl,** Assistent der II. chirurgischen Universitätsklinik in Wien. Mit 8 Textabbildungen. 120 Seiten 1926.
11.20 Schilling, 6.60 Reichsmark

Klinische und Liquordiagnostik der Rückenmarkstumoren. Von Dr. **Karl Grosz,** Assistent der Universitätsklinik für Psychiatrie und Nervenkrankheiten in Wien. 126 Seiten. 1925. 11.70 Schilling, 6.90 Reichsmark

Die Haut als Testobjekt. Von Privatdozent Dr. **Adolf F. Hecht,** Wien. Mit 7 Abbildungen. 87 Seiten. 1925. 10.60 Schilling, 6.30 Reichsmark

Emphysem und Emphysemherz. Klinik und Therapie. Von Professor Dr. **Nikolaus Jagić** und Dr. **Gustav Spengler,** Wien. 42 Seiten. 1924.
2.50 Schilling, 1.50 Reichsmark

Die oligodynamische Wirkung der Metalle und Metallsalze. Von Privatdozent Dr. **Paul Saxl,** Assistent der I. medizinischen Klinik in Wien. 57 Seiten. 1924. 3 Schilling, 1.70 Reichsmark

Die Geschlechtskrankheiten als Staatsgefahr und die Wege zu ihrer Bekämpfung. Von Professor Dr. **Ernst Finger,** Wien. 69 Seiten. 1924. 3 Schilling, 1.70 Reichsmark

Frühdiagnose und Frühtherapie der Syphilis. Von Professor Doktor **Leopold Arzt,** Assistent der Universitätsklinik für Dermatologie und Syphilidologie in Wien. Mit zwei mehrfarbigen und einer einfarbigen Tafel. 90 Seiten. 1923. 4.80 Schilling, 3 Reichsmark

Herz- und Gefäßmittel, Diuretica und Specifica. Von Dr. **Rudolf Fleckseder,** Wien. 111 Seiten. 1923. 4.80 Schilling, 3 Reichsmark

Die Ernährung gesunder und kranker Kinder auf Grundlage des Pirquetschen Ernährungssystems. Von Privatdozent Dr. **Edmund Nobel,** Assistent der Universitätskinderklinik in Wien. Mit 11 Abbildungen. 74 Seiten. 1923. 2.50 Schilling, 1.50 Reichsmark

Die funktionelle Albuminurie und Nephritis im Kindesalter. Von Professor Dr. **Ludwig Jehle,** Vorstand der Kinderabteilung der Wiener Allgemeinen Poliklinik. Mit 2 Abbildungen. 68 Seiten. 1923.
2.50 Schilling, 1.50 Reichsmark

Die klinische Bedeutung der Hämaturie. Von Professor Dr. **Hans Rubritius,** Vorstand der urologischen Abteilung der Allgemeinen Poliklinik in Wien. 34 Seiten. 1923. 1.80 Schilling, 1.05 Reichsmark

Die Abonnenten der „Wiener klinischen Wochenschrift" sind berechtigt, die „Abhandlungen aus dem Gesamtgebiet der Medizin" zu einem um 10% ermäßigten Vorzugspreis zu beziehen.

Handbuch der speziellen pathologischen Anatomie und Histologie

Unter Mitwirkung zahlreicher Fachgelehrter herausgegeben von

Prof. Dr. F. Henke
Direktor des Patholog.-anatom. Instituts
der Universität Berlin

Geh. Med.-Rat Prof. Dr. O. Lubarsch
Direktor des Pathologischen Instituts
der Charité Berlin

Zweiter Band:

Herz und Gefäße

Bearbeitet von C. Benda, L. Jores, J. G. Mönckeberg, H. Ribbert †, K. Winkler

Mit 292 zum Teil farbigen Abbildungen. 1171 Seiten.   RM 90.—; gebunden RM 92.40

Vierter Band:

Verdauungsschlauch

Bearbeitet von H. Borchardt, R. Borrmann, E. Christeller, A. Dietrich, W. Fischer,
E. von Gierke, G. Hauser, C. Kaiserling, M. Koch, W. Koch, G. E. Konjetzny,
O. Lubarsch, E. Mayer, H. Merkel, S. Oberndorfer, E. Petri, L. Pick, O. Römer,
H. Siegmund, O. Stoerk.

Erster Teil: **Rachen und Tonsillen. Speiseröhre. Magen und Darm. Bauchfell.**
Mit 377 zum großen Teil farbigen Abbildungen. 1141 Seiten. 1926. RM 156.—; geb. RM 159.—

Aus dem Inhalt:

Geschwülste des Magens und Duodenums. Von Prof. Dr. R. Borrmann-Bremen.
A) Geschwülste des Magens. I. Stützsubstanzgeschwülste. a) Die gewebsgleichen (homologen) Geschwülste von ausgereifter Beschaffenheit. b) Die Stützsubstanzgeschwülste von mangelhafter Gewebs- und Zellreife. II. Fibroepitheliale Geschwülste (Fibroadenome, Polypen). III. Epitheliale Geschwülste. Karzinom. a) Häufigkeit. b) Geschlecht. c) Alter. d) Sitz. e) Multiplizität. f) Makroskopische Formen. g) Mikroskopische Formen. h) Häufigkeit der einzelnen histologischen Krebsformen. i) Seltenere Formen. k) Beziehungen zwischen makroskopischer Form und mikroskopischer Struktur. l) Ätiologie. m) Wachstum und Verbreitungswege. n) Metastasen. o) Kombination von Magenkrebs mit primären Karzinomen anderer Organe bei einem Individuum. p) Entstehung des Magenkarzinoms. 1. Allgemeines. 2. Kausale Genese. 3. Formale Genese. q) Drüsenheterotopien und Karzinom. r) Sekundäre Magengeschwülste (Karzinome und Sarkome). s) Gesamtstatistik über Krebs- und Sarkommetastasen in der Magenwand (Krebskomitee in Berlin). t) Sekundäre Veränderungen im Magenkarzinom. Nekrose, Zerfall und Verjauchung, Vereiterung, Verkalkung, Verknöcherung, „Schleimgerüstkrebs", Ulcera peptica, Gefäßarrosionen. Heilungsvorgänge, Tuberkulose. — B) Geschwülste des Duodenums. I. Stützsubstanzgeschwülste. II. Fibro-epitheliale Geschwülste. III. Epitheliale Geschwülste. Karzinom. a) Häufigkeit. b) Geschlecht und Alter. c) Sitz. d) Makroskopische und mikroskopische Form. e) Ätiologie. f) Folgen und Verhalten zu den Nachbarorganen, Metastasen. g) Sekundäre Duodenalgeschwülste (Karzinome und Sarkome). h) Kombination eines Duodenalkrebses mit Krebs anderer Organe. Literatur: Geschwülste des Magens. Geschwülste des Duodenums.

Sechster Band:

Harnorgane. Männliche Geschlechtsorgane

Bearbeitet von Th. Fahr, Georg B. Gruber, Max Koch, O. Lubarsch, O. Stoerk.

Erster Teil: **Niere.**
Mit 354 meist farbigen Abbildungen. 800 Seiten.   RM 84.—; gebunden RM 86.40

Aus dem Inhalt:

Die Nierengewächse. Von Professor Dr. Th. Fahr-Hamburg und Geh. Medizinalrat Professor Dr. O. Lubarsch-Berlin. Einleitung von O. Lubarsch-Berlin. A) Die gewebsgleichen (homologen) für gewöhnlich nicht destruierend wachsenden Gewächse von ausgereiftem Typus. Von Th. Fahr-Hamburg und O. Lubarsch-Berlin. a) Ortsgleiche (homöotope) Gewächse. I. Stützsubstanzgewächse. II. Epitheliale Gewächse. Adenome. b) Ortsfremde (heterotope) Gewächse.1. Lipome. 2. Leiomyome. 3. Die lipo- und fibro-myomatösen Mischgeschwülste. 4. Chondrome. Literatur. — B) Die meist destruierend wachsenden und meist gewebsabweichenden Gewächse von bald ortsgleicher, bald ortsfremder Beschaffenheit. Von O. Lubarsch-Berlin. a) Epitheliale und endotheliale Gewächse. b) Stützsubstanzgewächse. — C) Die nur gelegentlich destruierend wachsenden völlig ausgereiften, meist aus ortsfremdem Gewebe bestehenden Gewächse. — D) Die teratoiden Mischgewächse und Teratome. — Literatur.